Likdoorns

Likdoorns

Toos Mennen

Bohn Stafleu van Loghum
Houten 2009

© 2009 Bohn Stafleu van Loghum, onderdeel van Springer Uitgeverij
Alle rechten voorbehouden. Niets uit deze uitgave mag worden verveelvoudigd, opgeslagen in een geautomatiseerd gegevensbestand, of openbaar gemaakt, in enige vorm of op enige wijze, hetzij elektronisch, mechanisch, door fotokopieën of opnamen, hetzij op enige andere manier, zonder voorafgaande schriftelijke toestemming van de uitgever.

Voor zover het maken van kopieën uit deze uitgave is toegestaan op grond van artikel 16b Auteurswet 1912 j° het Besluit van 20 juni 1974, Stb. 351, zoals gewijzigd bij het Besluit van 23 augustus 1985, Stb. 471 en artikel 17 Auteurswet 1912, dient men de daarvoor wettelijk verschuldigde vergoedingen te voldoen aan de Stichting Reprorecht (Postbus 3051, 2130 KB Hoofddorp). Voor het overnemen van (een) gedeelte(n) uit deze uitgave in bloemlezingen, readers en andere compilatiewerken (artikel 16 Auteurswet 1912) dient men zich tot de uitgever te wenden.

Samensteller(s) en uitgever zijn zich volledig bewust van hun taak een betrouwbare uitgave te verzorgen. Niettemin kunnen zij geen aansprakelijkheid aanvaarden voor drukfouten en andere onjuistheden die eventueel in deze uitgave voorkomen.

ISBN 978 90 313 61465
NUR 890

Ontwerp omslag: Nanja Toebak
Ontwerp binnenwerk: TEFF.nl
Automatische opmaak: Crest Premedia Solutions (P) Ltd, Pune

Bohn Stafleu van Loghum
Het Spoor 2
Postbus 246
3990 GA Houten

www.bsl.nl

Inhoud

	Voorwoord	**7**
	Ten geleide	**9**
1	**Een likdoorn, hoe kom ik eraan, en hoe kom ik eraf?**	**11**
	Soorten likdoorns	14
	1 Clavus durus	14
	2 Clavus mollus	14
	3 Halfcirkelvormige clavus	15
	4 Neuroclavus	15
	5 Vasculaire clavus	15
	6 Neurovasculaire clavus	16
	7 Subunguïnaal clavus	16
	8 Clavus in de sulcus unguinalis	17
	9 Zaadlikdoorn	18
	10 Clavus met bursitis	18
	Onderzoek en oorzaken van likdoorns	18
	Mogelijke oorzaken van likdoorns	19
	Voetstandafwijkingen	19
	Teenstandafwijkingen	20
	Pasvormfouten	20
	Nieuwe schoenen	20
	Te strakke sokken	21
	Aangetaste nagels	21
	Behandelmethoden voor likdoorns	21
	1 Snijden met een steriel mesje	22
	2 Frezen met een bolkopfrees	22
	3 Frezen met de punt van een diamanten peerfrees	24
	4 Frezen met de trepaanfrees	24
	5 Frezen met het 'paddenstoelfreesje'	24
	6 De chemische pakking	24
	Nabehandeling	25

	Methoden voor onderzoek van de pasvorm van schoenen	26
	Onderzoek door middel van blauwdrukken	28
2	**Casus 1 Zomaar een ochtend**	**31**
3	**Casus 2 'Eigenwijs is ook wijs'**	**39**
4	**Casus 3 'Het steekt aan alle kanten'**	**49**
	Anamnese	49
	Beoordeling/inspectie	50
	Blauwdrukken	50
	Schoenen en zolen	52
	Verloop	53
	Behandeling	54
5	**Casus 4 'P(l)ak het maar weer lekker in'**	**59**
	Anamnese	59
	Beoordeling/inspectie	60
	Blauwdrukken	61
	Schoenen en zolen	63
	Verloop	63
	Behandeling	64
6	**Casus 5 'Met beide voeten op de grond'**	**67**
	Anamnese	67
	Beoordeling/inspectie	67
	Blauwdrukken	69
	Schoenen en zolen	70
	Verloop	71
	Behandeling	73
7	**Casus 6 Hoge hakken, echte liefde**	**77**
	Anamnese	77
	Beoordeling/inspectie	77
	Schoenen en zolen	78
	Blauwdrukken	79
	Rechtervoet	79
	Linkervoet	80
	Verloop	81
	Behandeling	82
	Verklarende woordenlijst	**85**
	Register	**89**

Voorwoord

Laatst was ik op een verjaardagsfeestje en raakte in gesprek met een mij onbekende heer. Hij vroeg wat ik deed voor de kost en ik vertelde enthousiast over mijn pedicurepraktijk. Er ging een onbekende wereld voor hem open, met pedicures had hij nog nooit te maken gehad en dat er zoveel problemen aan voeten voorkwamen was hem onbekend. In het vuur van mijn betoog vertelde ik dat een collega van mij een boek aan het schrijven was over likdoorns. Nog nooit heb ik iemand zo verbaasd zien kijken. Deze man, kennelijk gezegend met (tot dan toe) probleemloze voeten, kon zich absoluut niet voorstellen dat het mogelijk was om meer dan één half A4'tje vol te schrijven over deze mispunten. Ik realiseerde mij ineens hoe volslagen vreemd het voor buitenstaanders moet klinken dat iemand het presteert om een heel boek over likdoorns vol te schrijven. Daarom deed ik er nog een schepje bovenop en vertelde dat er nog meer boeken over voetproblemen van deze auteur te verwachten waren. Allebei zagen we het komische van de situatie in en we barstten tegelijkertijd in lachen uit.

Pedicures kijken er niet van op: die weten dat er juist ontzettend veel te schrijven is over likdoorns. Medisch pedicure Toos Mennen heeft de daad bij het woord gevoegd. Ik had het voorrecht om de tekst al voor het een boek werd te mogen lezen en ik kan u zeggen: dit is een boek vol wetenswaardigheden van een zeer ervaren pedicure.
    Alle soorten likdoorns, de voorgeschiedenis, de oorzaken, de gevolgen en de behandeling komen uitgebreid aan de orde, zowel de theorie als de praktijk. U krijgt het gevoel dat u in de salon van de auteur op bezoek bent en over haar schouder mee mag kijken naar haar aanpak van deze specifieke voetproblematiek.

Cliënten hebben zo hun eigen wensen en (hardnekkige) ideeën wat betreft hun voeten en schoenen. Hun mening is soms in strijd met de meest ideale oplossing die de pedicure voorstelt. Ze zullen elkaar moeten vinden in een compromis waarmee het best haalbare resultaat bereikt wordt. In de casussen is te lezen hoe de auteur met deze alledaagse werkelijkheid omgaat. Haar verhalen zijn goed te vertalen naar onze praktijk. Onder uw eigen cliënten zult u mensen met vergelijkbare voeten hebben. Toos Mennen pakt dezelfde soort problemen soms net even anders aan. Dit werpt een nieuw licht op een bekend voetprobleem; dat inspireert en leidt tot nieuwe inzichten.

Dit boek is een goed voorbeeld van methodisch werken binnen de pedicurepraktijk. Ik zuig deze term niet uit mijn duim maar heb er zelf jarenlang ervaring mee opgedaan binnen een verpleegkundige setting.

Met methodisch werken worden de voetproblemen stapsgewijs in kaart gebracht aan de hand van de anamnese, de inspectie en het maken van blauwdrukken. Aan de voetproblemen worden realistische doelen gekoppeld. Daarna wordt er, in samenspraak met de cliënt, een behandelplan gemaakt om deze doelen te bereiken.

Een pedicure die volgens deze gestandaardiseerde methode te werk gaat, draagt bij aan de professionalisering van het beroep en kan samen met de cliënt een beter resultaat bereiken.

Kortom: dit boek is een prima ondersteuning voor zowel startende als ervaren pedicures. U kunt er uw kennis ten aanzien van likdoorns en van voetproblemen en behandeling in het algemeen aanzienlijk mee verrijken. Doe er uw voordeel mee!

Ellen van Kruining

Ten geleide

Een likdoorn doet pijn! Reden voor veel mensen om er zo snel mogelijk van af te willen komen. Een aantal mensen grijpt naar een likdoornpleister of gaat zelf aan de slag met stanleymes, schilmesje of schaar. Wie verstandig is raadpleegt een pedicure, waarna het euvel meestal voor een tijdje of zelfs blijvend verholpen is.

Dit boek wijst de weg in het onderzoeken, beoordelen, behandelen en adviseren van mensen die een of meer likdoorns hebben. Doel is, meer inzicht te krijgen in de problematiek van likdoorns om zo een adequate behandeling en misschien nog méér een deskundig advies te geven, met als resultaat een tevreden cliënt. Eerst komt de huid aan bod, vervolgens de verschillende soorten likdoorns met hun mogelijke oorzaken. Daarna worden de verschillende likdoorns met compleet behandeltraject besproken aan de hand van casuïstiek uit eigen praktijk. De casussen zijn alle op dezelfde manier opgebouwd zodat een goed, vergelijkbaar overzicht ontstaat. Ik heb geprobeerd zo compleet mogelijk te zijn, maar ik pretendeer niet alwetend te zijn en reacties en kritische opmerkingen zijn dan ook welkom.

Vanuit elke beroepsgroep wordt anders aangekeken tegen voeten en hun eventuele afwijkingen. Elke voet is anders, elk mens is anders en elke beleving zowel bij cliënt als bij behandelaar is anders. In de alternatieve geneeswijzen wordt aan een likdoorn vaak een geheel andere verklaring gegeven dan in het reguliere circuit. In dit boek wordt uitsluitend vanuit het oogpunt van de pedicure geredeneerd.

Een speciaal woord van dank richt ik aan Ellen van Kruining die mij steeds met raad en daad terzijde heeft gestaan bij de totstandkoming van dit boek.

Toos Mennen

1 Een likdoorn, hoe kom ik eraan, en hoe kom ik eraf?

'Wat is een likdoorn en hoe kom ik eraan?' vragen mensen vaak. Die vraag wordt wel eens (te) gemakkelijk beantwoord met de mededeling dat er te veel druk op de plek van het onheil heeft gezeten; het zit ingewikkelder in elkaar.

Om te beginnen is het waardevol om te zien hoe de huid, de *cutis*, is opgebouwd (zie afbeelding 1.1).

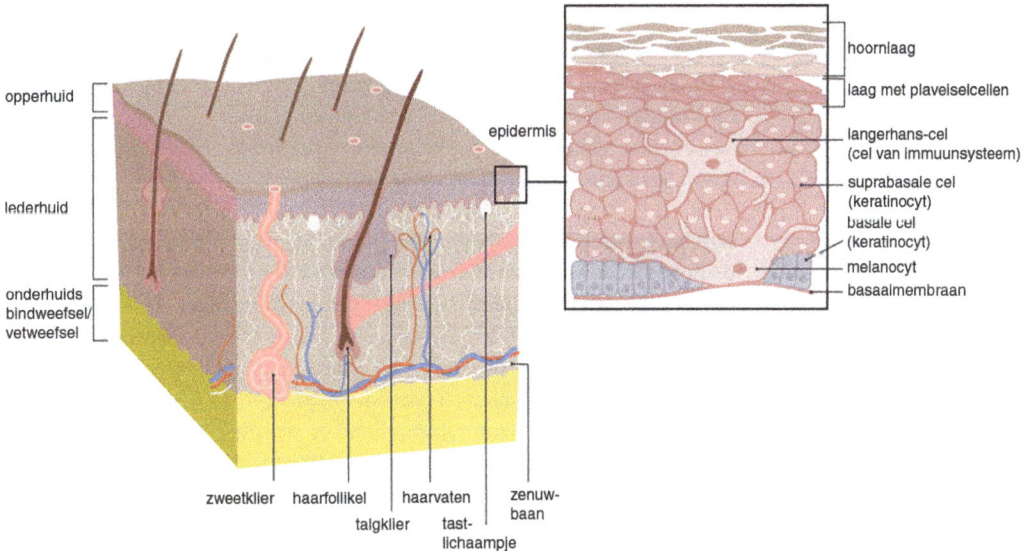

Afbeelding 1.1

In principe hebben we te maken met twee huidlagen: de opperhuid en de lederhuid. Dit is voor de pedicure een belangrijk gegeven.

De opperhuid of *epidermis* bestaat uit meerlagig epitheelweefsel (5 lagen). In de onderste, uiterst dunne laag – de laag van de basale cellen – vindt de interactie met de lederhuid plaats.

Vanuit deze onderste laag vindt de celdeling (celvernieuwing) plaats, waarbij de 'oude' cellen naar boven toe langzaam afgestoten worden en uiteindelijk afschilferen. De cellen liggen in de bovenste laag (de hoornlaag) los naast elkaar; daardoor kan het afschilferingsproces plaatsvinden. De gezonde huid vernieuwt zich ongeveer één keer per maand.

De onderlinge structuur van de hoornhuidcellen is belangrijk onder meer in verband met uitdrogen van de huid. De hoornlaag wordt gezien als een 'dode' huidlaag.

De daaropvolgende laag is de lederhuid, de dermis, waarin zich vooral bindweefsel bevindt, met in de bovenste laag de epitheelcellen en in de onderste laag de sterke collagene vezels die een rol spelen in de mechanische sterkte en spanning van de huid. In de lederhuid bevinden zich bloedvaten en zenuwen die een rol spelen bij het verzorgen van de bovenste laag, de opperhuid of epidermis.

Daaronder ligt het onderhuidse bind- of vetweefsel, de *subcutis*. Dit is de beschermende laag die tussen de organen en de eigenlijke huid in ligt. De subcutis beschermt tegen druk, schokken, stoten, kou en warmte. De subcutis is onder meer belangrijk als vetlaag onder de bal van de voeten, het zogenaamde capiton, en onder de hiel om schokken op te vangen. Sommigen rekenen deze subcutis ook tot de huidlagen. Dan zouden er dus drie huidlagen zijn.

De huid is het grootste orgaan van het menselijk lichaam. Dankzij de structuur en de vocht- en vethuishouding zorgt de huid voor een goede balans en weerstand tegen bijvoorbeeld wrijving en/of druk.

De huid beschermt tegen schadelijke invloeden van buitenaf, tegen uitdroging en tegen het binnendringen van water.

Aan het menselijk lichaam zijn diverse huidsoorten te onderscheiden. Zo is de huid van de plantaire zijde van de voet harder en stugger dan die van de dorsale zijde, omdat hij het voetskelet bescherming moet bieden tegen alle invloeden van buitenaf, zoals druk en wrijving van sokken en schoenen, druk en wrijving door afwijkende voetstanden en het opvangen van schokken tijdens lopen, springen en rennen.

De huid is hier normaliter flexibel en stevig genoeg voor. Als de druk (pressie) en wrijving (mechanische stress) die er op de voethuid worden uitgeoefend in harmonie zijn met wat de huid kan verdragen en verwerken, behoudt de huid een normale dikte.

De huid bezit een natuurlijke weerstand tegen invloeden van buitenaf, maar wel tot een bepaald niveau. In een schoen of in contact met de ondergrond is er sprake van druk en tegendruk en deze combinatie kan ervoor zorgen dat er op den duur eelt ontstaat. Zonder tegendruk ontstaat er geen eelt. Een pianospeler bijvoorbeeld krijgt amper tegendruk van de toetsen van de piano en dus ook geen eelt op de vingertoppen. De gitaarspeler daarentegen krijgt wel tegendruk van de snaren en daardoor wel eelt op de vingertoppen.

Ten gevolge van afwijkingen in de voet- of teenstand of door niet goed passend schoeisel kan méér druk en/of wrijving optreden dan de huid kan verdragen.

In eerste instantie zal door de toegenomen wrijving hyperaemie (verhoogde doorbloeding) ontstaan. Het gevolg is dat er grote hoeveelheden nieuwe cellen worden aangemaakt in de basale cellen, terwijl de afschilfering op het normale niveau doorgaat. Er worden meer cellen aangemaakt dan er worden afgestoten. Hierdoor ontstaat er lokaal een verdikte laag met hoorncellen; dit nu is eelt.

Eelt is in principe bedoeld als bescherming. Een dun laagje eelt functioneert ook als zodanig. Dit noemen we dan ook het functionele of *fysiologische* eelt.

Wordt de laag eelt dik, dan drukt het in de voet en/of de teen. Dat geeft pijnklachten. Het is dan geen fysiologisch eelt meer, maar *pathologisch* eelt. Het drukt op de bloedvaten, zenuwen en botstructuren in de voet en/of de tenen en kan daar vervelende klachten opleveren. Dit kan als (zeer) pijnlijk ervaren worden.

Wanneer er op één plek méér druk ontstaat, leidt dit tot een scherpe drukplek die zich heel specifiek op één plaats concentreert. Het eelt dat zich hier vormt zal concentrisch naar binnen gedrukt worden door de verhoogde druk van het botstuk. Hier ontstaat de likdoorn.

We spreken over een *likdoorn* wanneer het eelt in een scherp geconcentreerde punt de huid in drukt.

We spreken over een *eksteroog* wanneer het eelt in een geconcentreerde, compacte massa als een schijfje in de huid drukt.

De term 'eeltpit' wordt in principe voor beide vormen gebruikt en geeft goed weer wat bedoeld wordt: eelt dat als een kern de huid ingaat, of dat nu in een plat schijfje of in een spitse punt is.

In de volksmond wordt meestal gesproken over 'eksteroog', maar in dit boek wordt de term 'likdoorn' gebruikt.

De likdoorn veroorzaakt in eerste instantie nog weinig last, maar al naar gelang hij dieper de huid binnendringt, komen bloedvaten en zenuwen in de huid onder druk te staan.

Bloedvaten die onder druk staan kunnen dicht worden gedrukt tijdens het lopen op schoenen en zo kan stuwing in het betreffende gebied ontstaan.

Zenuwen die onder druk komen te staan, veroorzaken pijn. Dit kan variëren van een beetje pijn tijdens het lopen tot zenuwpijn die nauwelijks te verdragen is.

De term 'chronische' likdoorn gebruik ik als het gaat om een likdoorn die steeds terugkomt ('recidiveert'), ongeacht de manier en mate van behandelen, de belasting die de voet te verduren krijgt of de schoenen die iemand draagt.

Er bestaan verschillende soorten likdoorns. Welke soort ontstaat, is afhankelijk van de hoeveelheid druk, de omvang van de drukplaats, de ernst van de afwijking, het gedragen schoeisel en de verhouding tussen belasting en belastbaarheid als gevolg van lichaamsgewicht, werk, sport enzovoort.

Soorten likdoorns

1 Clavus durus

De *clavus durus* (harde likdoorn). Deze likdoorn kan overal optreden waar sprake is van druk en tegendruk van een botstuk op een harde ondergrond: de grond of de schoen (zie afbeelding 1.2, 1.3 en 1.4).

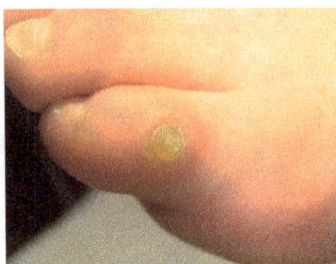
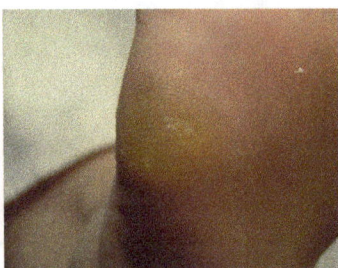
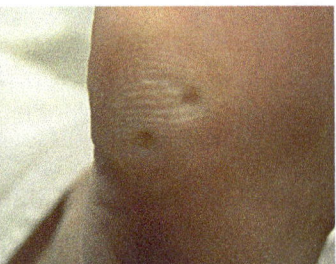

Afbeelding 1.2, 1.3 voor behandeling en 1.4 na behandeling

2 Clavus mollus

De *clavus mollus* of *clavus interdigitalis* (weke likdoorn). Deze likdoorn komt voor tussen de tenen ('interdigitaal'), waar vaak sprake is van een vochtig milieu, en daarnaast van druk en/of wrijving. Vandaar dat deze likdoorn vaak zacht, spons- of rubberachtig en (wat) week van structuur is. Deze likdoorn komt ook vaak 'paarsgewijs' voor, bijvoorbeeld tegen de mediale zijde van de ene teen en aan de laterale zijde van de aangrenzende teen. De reden is dat in dit geval twee tenen tegen elkaar aan worden gedrukt door te strakke schoenen, door standafwijking(en) of door een botuitsteeksel aan een van beide tenen. In het Engels worden deze likdoorns 'kissing corns' genoemd (zie afbeelding 1.5 en 1.6). Interdigitaal kan ook een diepe likdoorn voorkomen die door de frictie tussen twee metatarsophalangeale oftewel MTP-gewrichtjes ontstaat. Deze likdoorn komt ter sprake in casusbeschrijving 5.

Afbeelding 1.5 en 1.6

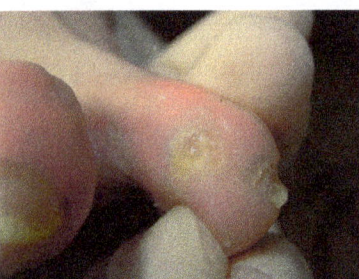
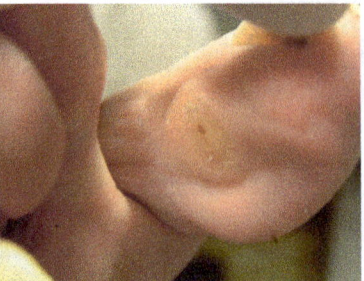

3 Halfcirkelvormige clavus

Halfcirkelvormige clavus. Deze likdoorn ontstaat aan de proximale laterale zijde van de kleine teen (digitus 5), doordat de teen van distaal naar proximaal in de voet gedrukt wordt. Er ontstaat een halfcirkelvormige huidplooi van eelt met daarin een likdoorn (zie afbeelding 1.7).

4 Neuroclavus

De *neuroclavus* (zenuwlikdoorn). Bij deze likdoorn zijn de zenuwuiteinden vanuit de dermis doorgewoekerd in de opperhuid. Dit kan gebeuren wanneer gedurende langere tijd structureel hoge druk op een plaats aanwezig is. Het zenuwweefsel kan een glazig, geel uiterlijk hebben. Kenmerkend is dat bij inspectie niet meteen duidelijk is dat het hier om een extreem pijnlijke likdoorn gaat. De likdoorn ziet er vaak 'nietszeggend' uit (zie afbeelding 1.8).

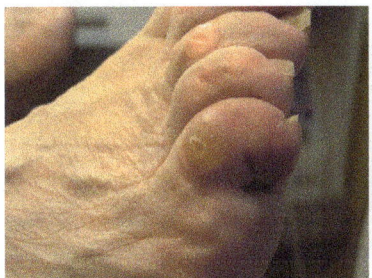
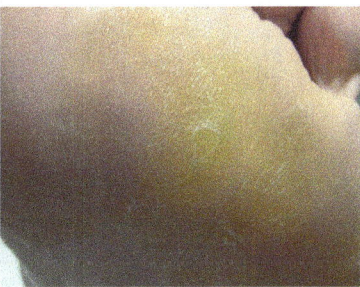

Afbeelding 1.7 en 1.8

5 Vasculaire clavus

De *vasculaire clavus* (bloedvatlikdoorn). Hierbij zijn bloedvaten uit de huid doorgewoekerd in de opperhuid. We zien hier een blauw-zwarte verkleuring in de likdoorn. Bij het verwijderen van een dergelijke likdoorn is er vaak sprake van verpulverde, gestolde bloedresten onder het eelt en iets dieper zal er snel een bloeding ontstaan, omdat het bloedvat zich tot hoog in het eelt bevindt (zie afbeelding 1.9a en 1.9b).

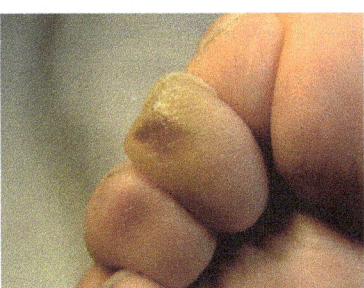
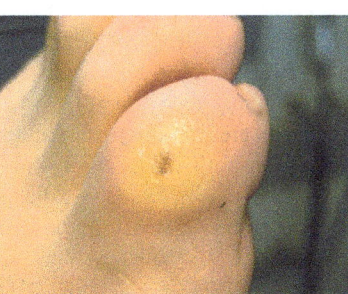

Afbeelding 1.9a en 1.9b

6 Neurovasculaire clavus

Meestal is er een combinatie te zien van de bij 4 en 5 genoemde likdoorns. Dit is de *neurovasculaire clavus*. Een bijzonder moeilijk te verwijderen en vaak extreem pijnlijke likdoorn, die vooral klachten kan geven als de schoen 's ochtends wordt aangetrokken. Gedurende de eerste tijd dat er dan gelopen wordt, kan het bijna onmogelijk zijn om de voet normaal te gebruiken. Loopt men eenmaal 'door de pijn heen' dan kan gedurende de dag redelijk normaal gelopen worden. Bij het uittrekken van de schoen en vooral 's nachts komt de pijn echter in alle hevigheid terug. De zenuwen die de hele dag onder druk hebben gestaan, geven dan de typische zenuwpijn waar iemand wakker van kan liggen (zie afbeelding 1.10).

Afbeelding 1.10

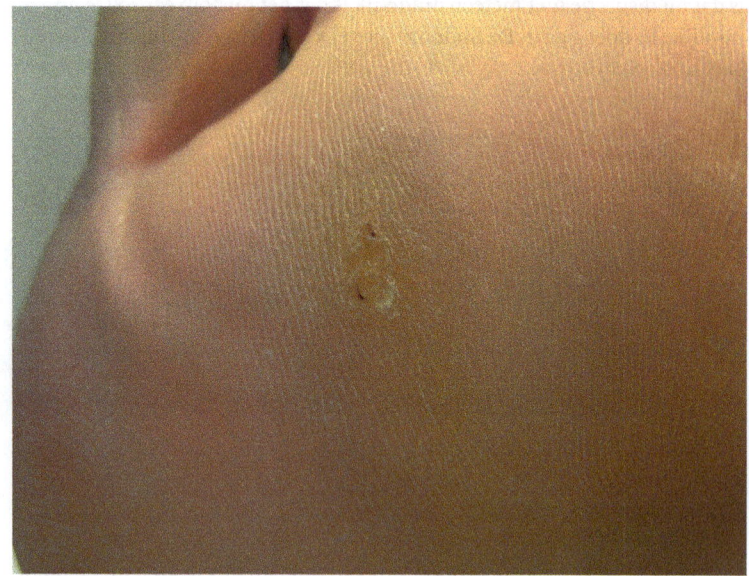

7 Subunguïnale clavus

Subunguinale clavus (likdoorn onder de nagel). Door druk op de nagel kan er een puntvormige eeltwoekering onder de nagel ontstaan. Vaak ontstaat in het beginstadium uitsluitend een rode plek onder de nagel. Als er eenmaal een likdoorn onder de nagel zit, schijnt er een zwart puntje door de nagel heen. Als er op de nagel gedrukt wordt en het zwarte puntje blijft daarna zichtbaar, mag men ervan uitgaan dat het om een likdoorn gaat. Verwijderen zal moeten gebeuren door middel van het infrezen van de nagel. Dit kan via de voorkant van de nagel als de likdoorn distaal onder de nagel zit of door het maken van een gaatje in de nagelplaat als de likdoorn proximaal onder de nagel zit (zie afbeelding 1.11 en 1.12).

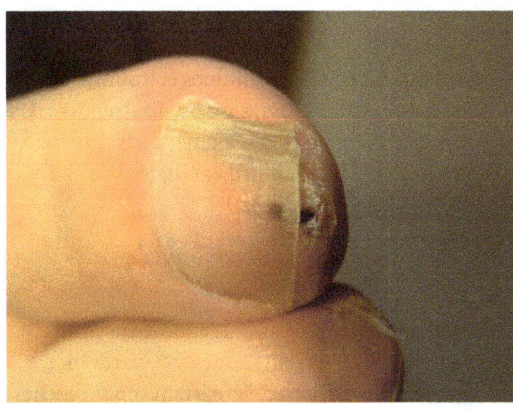 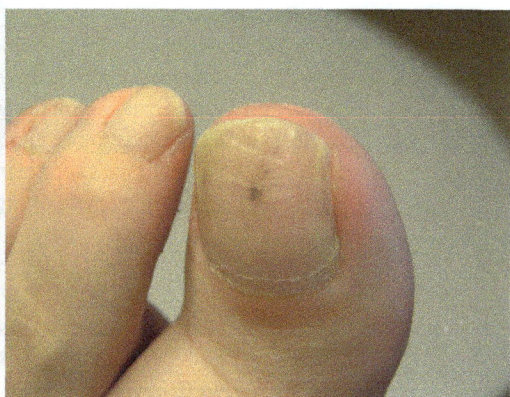

Afbeelding 1.11 en 1.12

8 Clavus in de sulcus unguinalis

Clavus in de sulcus unguinalis (likdoorn in de nagelplooi). Deze likdoorn ontstaat meestal door zijdelingse druk, bijvoorbeeld wanneer twee tenen te strak tegen elkaar in de schoen zitten of in het geval van een 'hallux valgus' wanneer de grote teen (hallux) zeer sterk tegen de tweede teen (digitus 2) aan drukt (zie afbeelding 1.13).

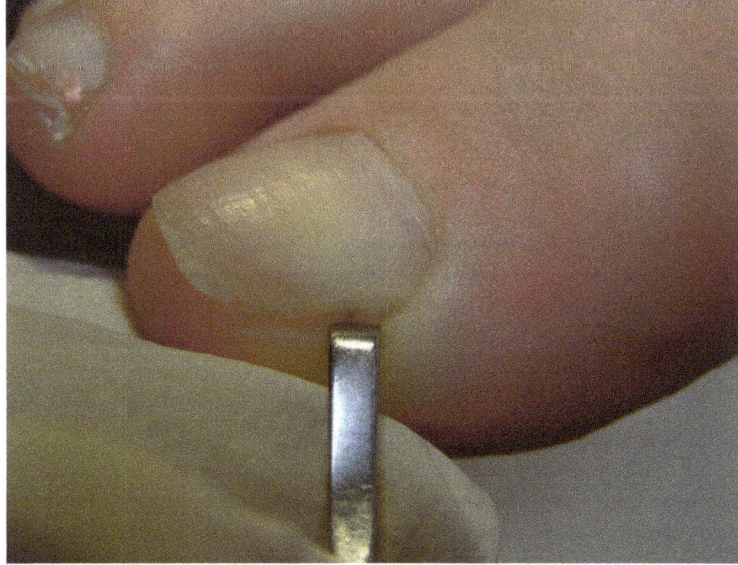

Afbeelding 1.13

9 Zaadlikdoorn

Zaadlikdoorn. Deze likdoorn bestaat uit een klein pijnloos eeltpuntje dat vaak gemakkelijk te verwijderen is en vooral voorkomt op plaatsen waar de huid erg droog is. Een zaadlikdoorn heeft niets te maken met drukplekken, maar ontstaat spontaan. Vaak zie je er een paar bij elkaar liggen. Ze zijn soms alleen met behulp van de loeplamp zichtbaar.

10 Clavus met bursitis

Clavus met bursitis (slijmbeursontsteking). Bij aanhoudende druk wordt onder de likdoorn een bursa (slijmbeurs) gevormd. De bursa wordt met vocht gevuld om de onderliggende bot- en wekedelenstructuren te beschermen. Als ook de bursa aanhoudend onder druk blijft staan, zal deze gaan ontsteken (bursitis). In de bursa vormen zich dan pus en bloed. De clavus met bursitis is een contra-indicatie voor behandeling door de pedicure (zie afbeelding 1.14).

Afbeelding 1.14

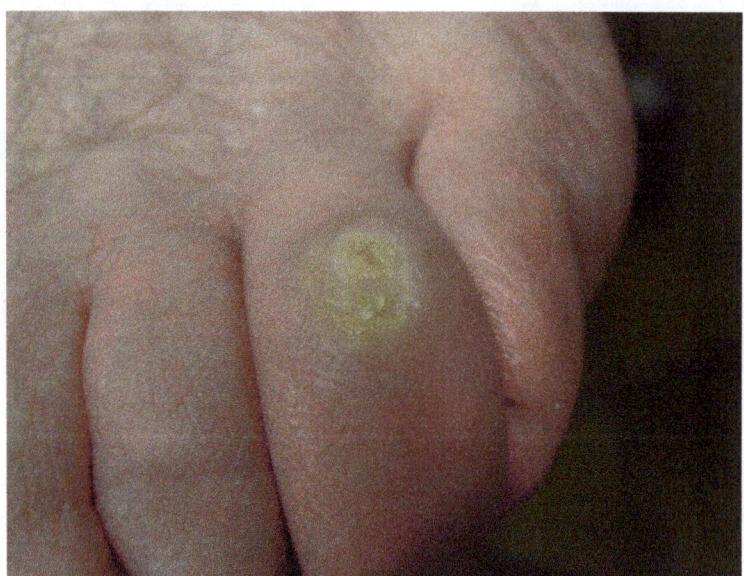

Onderzoek en oorzaken van likdoorns

Het is belangrijk om de oorzaak van een likdoorn te achterhalen, wanneer deze steeds terugkomt. Is de oorzaak eenmaal duidelijk, dan kan samen met de cliënt aan een behandelplan worden gewerkt met als doel het ontstaan van de likdoorn tegen te gaan. Het is altijd mogelijk dat meerdere factoren tegelijk in het spel zijn, bijvoorbeeld een combinatie van meer dan één voetafwijking, of van een voetafwijking en ondeugdelijk schoeisel.

Onderzoek vindt plaats door middel van anamnese, inspectie, palpatie, blauwdrukken en beoordeling van schoenen. Hierbij kunnen voet en/of teenstandafwijkingen gevonden worden, of dat de pasvorm van de schoen niet in overeenstemming is met de vorm van de voet.

Het is van groot belang om te vragen naar werk en sport in verband met de belasting van de voet. Draagt iemand bijvoorbeeld werkschoenen met stalen neuzen en/of zolen, moet iemand op ladders staan, of zwaar sjouwen, loopt iemand altijd op pumps, of thuis veel op pantoffels, of moet iemand veel en ver lopen, loopt iemand (halve of hele) marathons, beoefent iemand een sport waarbij veel abrupte bewegingen voorkomen, een sport waarbij erg nauwe schoenen worden gedragen, zoals atletiek, of een sport waarbij geen sokken worden gedragen, zoals schaatsen? Kortom: alle activiteiten dienen nauwlettend besproken te worden. Hoe meer we weten over hetgeen de voet te verduren krijgt in het dagelijks leven van de cliënt, des te beter zijn we als behandelaar in staat om de mogelijke oorzaak te achterhalen.

U kunt de cliënt bijvoorbeeld vragen om een bepaald paar schoenen een maand lang niet meer te dragen om er zo achter te komen of die schoenen wellicht de oorzaak van de problemen zijn. Samenwerking is dan wel een vereiste. Als de cliënt niet gemotiveerd is om mee te zoeken naar de oorzaak, kunt u dit niet afdwingen.

Wanneer er afwijkingen in voet- en/of teenstand worden gevonden, kunt u de cliënt verwijzen naar de huisarts, de podotherapeut of de orthopedisch schoenmaker. Een aangepaste zool of een hulpmiddel als een siliconenorthese kan eventueel uitkomst bieden.

Een goed schoenadvies is ook erg belangrijk, maar wordt door de cliënt niet altijd gewaardeerd. De bijbehorende kosten kunnen een probleem zijn, evenals het modebeeld.

Het opmeten van de schoenmaat is een kleine moeite waar vaak veel informatie uit voortkomt. Meer hierover onder 'Methoden voor onderzoek van de pasvorm van schoenen'.

Anamnese en onderzoek vinden plaats tijdens elke behandeling. Dat gebeurt automatisch. De pedicure vraagt aan de cliënt hoe het gegaan is met de voeten en verkrijgt uit het antwoord aanvullende informatie. Zo wordt soms na diverse behandelingen pas een conclusie getrokken of een advies gegeven.

Mogelijke oorzaken van likdoorns

Voetstandafwijkingen

Voetstandafwijkingen, zoals de *pes valgus* (knikvoet), de *pes planus* (platvoet), de *pes excavatus* (holvoet), de *pes varus* (klompvoet) of combinaties hiervan. Bij orthopedische afwijkingen zullen (gedeelten van) de voet verhoogde druk ondervinden. Dit kan druk zijn tussen botstukken, maar ook druk van de voet tegen de schoenen. Een niet onbelangrijke factor is bovendien de frictie bij orthopedische afwijkingen. Frictie ontstaat als 'het wringt' tussen twee of meer botten of botgedeelten of tussen voet en schoen. Hoe meer frictie, des te erger de wrijving.

Teenstandafwijkingen

Teenstandafwijkingen, zoals de *hallux (abducto) valgus* (de afgevoerde grote teen), de *hallux varus* (de aangevoerde grote teen), de hamerteen, de klauwteen, de krabbelteen, een teen in abductie (van de andere tenen af buigende stand) of een teen in adductie (naar de andere tenen toe buigende stand), de *digitus supraductus* (ruiterteen, 'teen als een ruiter') of de *digitus infraductus* (onder de andere tenen liggende teen). Bij teenstandafwijkingen ontstaat verhoogde druk of wrijving tussen tenen onderling of tussen een of meer tenen en de schoen.

Pasvormfouten

Pasvormfouten van de schoen, zoals te smal, te kort, te lage wreef en/of teenruimte, te strak, (sier)stiknaden, te hoge hak, scherpe randen, te hoge drukpunten in de (aangepaste) zolen. Een schoen die te smal of te kort is laat de tenen samenklemmen. (Sier)stiknaden kunnen zorgen voor drukplekken. Een te hoge hak zorgt voor verhoogde druk in de voorvoet met samenklemmen van de tenen, te hoge drukpunten in de zolen leiden tot een verhoogde druk en/of wrijving in de voeten, met mogelijk naast pijn, eelt en/of likdoorns als gevolg.

Nieuwe schoenen

Nieuwe schoenen, die soms na verloop van tijd geen klachten meer geven. Verkopers prijzen schoenen vaak aan onder het motto 'ze lopen nog uit'. Indien de schoen van een goede kwaliteit leer is, is dit – in beperkte mate – zeker het geval. Leer is soepel en is in staat om enigszins de vorm van de voeten aan te nemen, maar een goede schoen is vormvast en zal drukplekken aan de voeten veroorzaken indien de pasvorm niet goed is. Het juiste tijdstip van nieuwe schoenen kopen kan verhinderen dat er klachten ontstaan. Op het midden van de dag zijn de voeten van een gemiddelde omvang en dit is daarom het ideale tijdstip om schoenen te kopen. Koopt men 's ochtends schoenen, dan blijken die achteraf soms toch iets te strak te zitten. Koopt men ze 's avonds, zeker in de zomer, dan kunnen de voeten op dat moment zoveel dikker zijn dat de schoenen achteraf iets te wijd blijken te zijn. Uitzonderingen bevestigen ook hier uiteraard de regel.

    De betere schoenmerken hebben diverse wijdtematen, zodat ook bij voorvoetproblemen zoals genoemd de juiste breedte te koop is. Een ander punt van aandacht is voldoende ruimte voor de tenen ook qua hoogte, zeker indien er sprake is van hamer- of klauwtenen. De leestvorm kan verder veel verschillen per schoen. Een rechte voetvorm (de planus, de valgus en de excavatus) zijn over het algemeen het best gebaat bij een vrij rechte schoenvorm, terwijl de gezwaaide voet (de varus) ook een gezwaaide schoen nodig heeft. Per merk zijn vaak verschillende leestvormen te koop. De cliënt kan echter nog zo goed passende schoenen kopen, als deze schoenen het grootste gedeelte van de dag niet gedragen worden, heeft dat geen nut.

Te strakke sokken

Te strakke sokken of kousen, onder andere steunkousen en steunpanty's. Hieraan wordt over het algemeen te weinig aandacht besteed, hoewel te strakke sokken of kousen, evenals naden erin, voor drukplekken op de voet en/of de tenen kunnen zorgen. Ook kapotte of 'gestopte' sokken kunnen debet zijn aan het ontstaan van likdoorns. Vooral steunkousen met een gesloten teenstuk zijn berucht voor het ontstaan van weke likdoorns.

Aangetaste nagels

Aangetaste nagels: hypertrofische (verdikte) nagels ten gevolge van bijvoorbeeld mycose (schimmelinfectie) of psoriasis. Dit kan druk van het bovenleer van de schoen op de dikke nagel geven. Hierdoor kan een likdoorn in de nagelwal of een likdoorn onder de nagel ontstaan. Een hypertrofische nagel kan ook ontstaan bij ouderdom. De nagel zal dan niet alleen verdikt zijn, maar ook stug. Een likdoorn in de nagelwal kan het gevolg zijn.

Behandelmethoden voor likdoorns

1. Snijden met steriel mesje.
2. Frezen met diamanten en/of roestvrijstalen of hardstalen bolkopfreesjes.
3. Frezen met de punt van een diamanten peerfrees.
4. Frezen met een trepaanfrees (zie afbeelding 1.15).
5. Frezen met het 'paddenstoelfreesje'.
6. Chemische pakking.

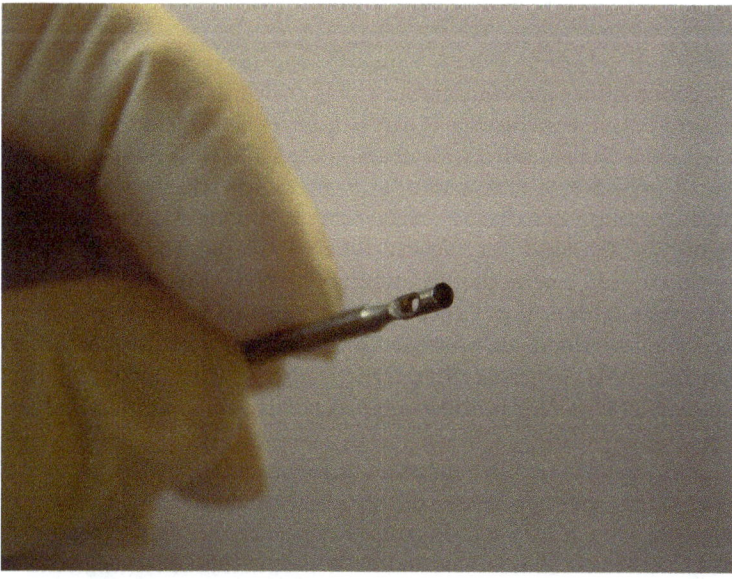

Afbeelding 1.15

1 Snijden met een steriel mesje

Dit kan bijvoorbeeld gedaan worden met mesje 11 en mesje 15. Het mesje kan zowel boven- als onderhands gebruikt worden. Rechtstandig de likdoorn cirkelvormig uitsnijden kan met het snijvlak naar je toe of met het snijvlak van je af (zie afbeelding 1.16 en 1.17). Als de likdoorn rondom losgesneden is, kan met het platte gedeelte van mesje 15 de likdoorn er vlak uitgesneden worden. Mesje 11 is een recht, spits mesje dat gebruikt kan worden om loodrecht de likdoorn rondom los te snijden. Dit kan ook met mesje 15 waarmee de likdoorn tevens 'uitgeschept' kan worden. Welk mesje gebruikt wordt hangt af van persoonlijke voorkeur.

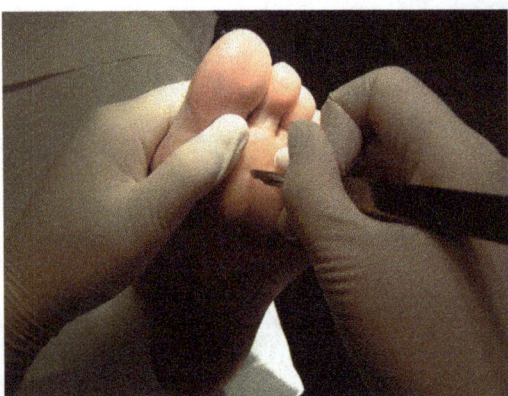 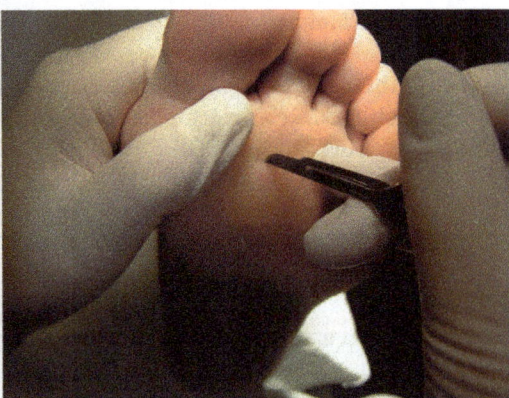

Afbeelding 1.16 en 1.17

2 Frezen met een bolkopfrees

Dit gebeurt in een hoek van ongeveer 30-45 graden. Er kan gekozen worden tussen een roestvrijstalen of hardstalen frees (zie afbeelding 1.18 en 1.19) en een diamanten frees (zie afbeelding 1.20a). Er zijn vele verschillende maten en grofheden op de markt. Met de frees wordt scheppend gewerkt in één richting (van rechts naar links voor rechtshandigen en van links naar rechts voor linkshandigen). Wel kan de frees op alle punten aan de zijkant van de likdoorn ingezet worden, als het rechts- of linksom draaien van de frees maar steeds in de gaten gehouden wordt. De diamanten frezen kunnen door zowel links- als rechtshandigen gebruikt worden. De roestvrijstalen frezen kunnen meestal alleen door rechtshandigen gebruikt worden, omdat de tandjes van een stalen frees over het algemeen rechtsom geslepen zijn.

In tegengestelde richting frezen met een diamanten frees is mogelijk door de frees andersom te laten draaien (rechtshandigen zetten dan de draairichting van de frees linksom en linkshandigen zetten de draairichting van de frees rechtsom). De aanzet is dan natuurlijk ook tegengesteld aan de gebruikelijke freesrichting. Bij een diepe likdoorn kan het handig

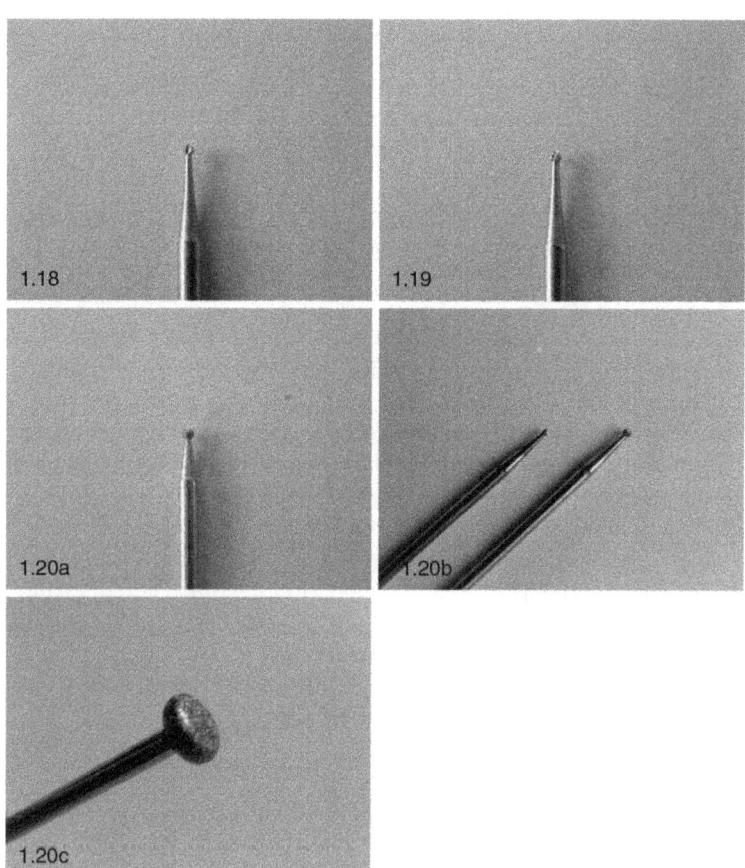

Afbeelding 1.18, 1.19, 1.20a, 1.20b en 1.20c

zijn om niet alleen van rechts naar links, maar ook van links naar rechts de likdoorn uit te diepen met een frees.

Frezen met een bolkopfrees vereist enige oefening. De maat van de frees moet afgestemd worden op de grootte van de likdoorn. Begonnen wordt met een frees die iets kleiner is dan de likdoorn. Naarmate de likdoorn verder is uitgefreesd, kan worden overgegaan op een steeds kleinere bolkopfrees. Tussendoor kan met het mesje de vrijgekomen rand weggesneden worden. Deze twee behandelmethoden kunnen worden gebruikt totdat de likdoorn geheel verwijderd is.

Bij de aankoop van een bolkopfrees is het belangrijk om erop te letten dat de frees van diamant (zie afbeelding 1.20a) is met een roestvrijstalen staaf en wanneer er een stalen bolkopfrees gekocht wordt, moet deze geheel van roestvrijstaal of hardstaal (zie afbeelding 1.20b) zijn. De 'tandjes' van een roestvrijstalen of hardstalen bolkopfrees kunnen enkel- of dubbelgetand zijn (zie afbeelding 1.18 en 1.19). De roestvrijstalen bolkopfrezen 'snijden' in het eelt en de diamanten bolkopfrezen 'schuren' over het eelt. Met de roestvrijstalen frezen is de kans op het maken van een wondje dan ook groter bij onvoorzichtig of ondeskundig gebruik.

3 Frezen met de punt van een diamanten peerfrees

Frezen met de punt van een diamanten peerfrees kan door de frees rechtstandig (dus met de kop) op de uitgesneden likdoorn te zetten en met de punt vanuit de diepte naar de oppervlakte te frezen. Hierdoor kunnen de laatste restjes van de zijkanten van de likdoorn evenals het diepste punt extra uitgefreesd worden. De diamanten peer is ook geschikt om de laatste randjes en eeltrestjes aan de bovenkant van de likdoorn af te werken.

4 Frezen met de trepaanfrees

Dit gebeurt in een hoek van 45 graden en uitsluitend scheppend vanuit de zijkanten van de likdoorn naar de kern van de likdoorn en vervolgens het eelt uitscheppend via de tegenoverliggende zijkant. De trepaanfrees is een holle frees met een zeer scherpe bovenkant (zie afbeelding 1.15). De trepaanfrees is van roestvrijstaal en is verkrijgbaar met een glad snijvlak en met een gekarteld snijvlak (foto: gladde trepaan). Over het algemeen wordt de trepaanfrees gezien als een gevaarlijke frees waarmee snel een wondje gemaakt wordt, maar bij deskundig en voorzichtig gebruik is deze angst ongegrond. De trepaanfrees is verkrijgbaar in diverse maten. In principe kan gesteld worden: hoe kleiner de frees, des te kleiner de kans op een wondje. Met name het hanteren van de frees in de juiste hoek en tot de juiste diepte bepaalt het succes van het werken met deze frees.

5 Frezen met het 'paddenstoelfreesje'

Met behulp van het zogenaamde paddenstoelfreesje kan de rand van een likdoorn soms nog wat beter uitgefreesd worden. Vooral bij de weke likdoorn is dit freesje handig (zie afbeelding 1.20c).

6 De chemische pakking

De chemische pakking is een 'laatste redmiddel' voor het verwijderen van een likdoorn. De behandeling vindt plaats met behulp van salicylzalf. Sommige likdoorns, zoals de (neuro)vasculaire, is met het mesje niet (volledig) te verwijderen. Iemand bij wie een zenuw door de likdoorn heen is gewoekerd, kan vaak niet verdragen dat daaraan gesneden wordt. Indien er een bloedvat door de likdoorn heen is gewoekerd, kan er al snel een (hevige) bloeding ontstaan.

Een likdoorn kan ook zo hardnekkig en chronisch zijn, dat de traditionele behandeling van snijden en frezen niet (meer) helpt. Dit kan elke willekeurige likdoorn zijn, op elke willekeurige plaats aan de voet. Bij een subunguale likdoorn kan de pakking alleen toegepast worden indien er eerst een gaatje in de nagelplaat is gefreesd. De zalf kan namelijk niet door de nagel heendringen.

In bovengenoemde gevallen kan een chemische pakking een goede optie zijn. De chemische pakking is een behandelmethode waarbij eerst de huid rondom de likdoorn beschermd wordt met pleister. Vervolgens wordt er een ring om de likdoorn heen geplaatst, zodat de likdoorn in het gat van de ring door de vacuümwerking omhoog gezogen wordt. In het gat van de viltring wordt de salicylzalf gedaan. Salicylzuur is een etsend product dat in elke gewenste concentratie aan vaseline kan worden toegevoegd. Hoe hoger de concentratie salicylzuur, des te groter de etsende werking. We noemen dit de keratolytische (hoornhuidsplitsende) werking.

De salicylzalf moet enkele dagen inwerken; de plek mag niet nat worden. De etsende werking van de zalf zorgt ervoor dat de plek week wordt en de likdoorn gemakkelijker verder te verwijderen is.

Na weghalen van de chemische pakking is het belangrijk de geëtste likdoorn zo ver mogelijk te verwijderen.

Let op: Etsen van de huid is een absolute *contra-indicatie* bij mensen die lijden aan diabetes mellitus en mensen bij wie de kans op een slechte wondgenezing groot is!

Nabehandeling

Nabehandelen kan plaatsvinden door kant-en-klaar antidrukmateriaal aan te (laten) brengen, de behandelde plek met antidrukmateriaal af te plakken of zelf een drukwerende orthese te maken (of de cliënt hiervoor te verwijzen naar de podotherapeut als men zelf de vereiste techniek niet beheerst). Het is juister om de term 'drukverlaging' of 'drukwering' te gebruiken, maar aangezien de term 'antidruk' in de pedicurewereld gangbaar is, gebruik ik deze term in dit boek.

1 Kant-en-klaar antidrukmateriaal is er in diverse soorten en dikten. Het meest gebruikte materiaal was in het verleden schuimplastic of rubber, maar tegenwoordig hebben we de moderne siliconenproducten. Deze producten zijn verkrijgbaar in vele vormen, soorten en maten. Zacht siliconenmateriaal verdeelt drukplekken goed. Van siliconen worden bijvoorbeeld zolen gemaakt, maar ook teenspreiders en 'tubes' om rondom de teen aan te brengen, al dan niet met katoen afgewerkt. Het is goed hierover terdege geïnformeerd te zijn om de cliënt een correct en zo effectief mogelijk advies te geven. De siliconenproducten zijn goed te wassen (op de hand) en geschikt voor langdurig gebruik. Het materiaal kan door de cliënt 's ochtends aangebracht worden en 's avonds weer verwijderd worden.
2 Drukwerend materiaal aanbrengen na de behandeling kan met diverse vilttechnieken. Voorwaarde is dat het aangebrachte materiaal perfect op de voet of teen past en rekening gehouden wordt met de ruimte die het materiaal in de schoen inneemt. Er kan vilt in diverse diktes gebruikt worden. Vilt moet worden afgeschalmd (schuin wegknippen) aan de zijkanten zodat het geleidelijk afloopt. Dit verhoogt het draagcomfort en door de dikke viltrand kan aan de zijkant geen andere drukplek ontstaan (zie afbeelding 1.21). Vilt is vrij stug en niet elastisch. Een ander materiaal

is Fleecyweb. Dit is zacht, dun en elastisch. Fleecyweb heeft niet dezelfde drukwerende eigenschappen als vilt maar door het in laagjes op te bouwen kan er een prettig zittend en prima werkend antidrukverband van gemaakt worden. Een antidrukverband wordt altijd ruim afgeplakt met een elastische, huidvriendelijke, luchtdoorlatende pleister, zoals Fixomull stretch. Door het vilt hiermee ruim af te plakken wordt de wrijving ter plekke opgevangen en blijft het viltmateriaal goed op zijn plaats.

3 Orthesetechniek is een techniek waarmee door middel van 2-componentensiliconenmassa een orthese op maat gemaakt wordt. Dit kan een stukje tussen de tenen zijn om bijvoorbeeld de druk op te vangen die een weke likdoorn veroorzaakt, maar het kan ook een hamerteenorthese zijn om bijvoorbeeld de druk van de teentop af te halen. Het is een techniek die scholing vereist. De hardheid van het siliconenmateriaal en de werkwijze om een orthese te maken vereisen kennis en vaardigheden die goed aangeleerd moeten worden.

Afbeelding 1.21

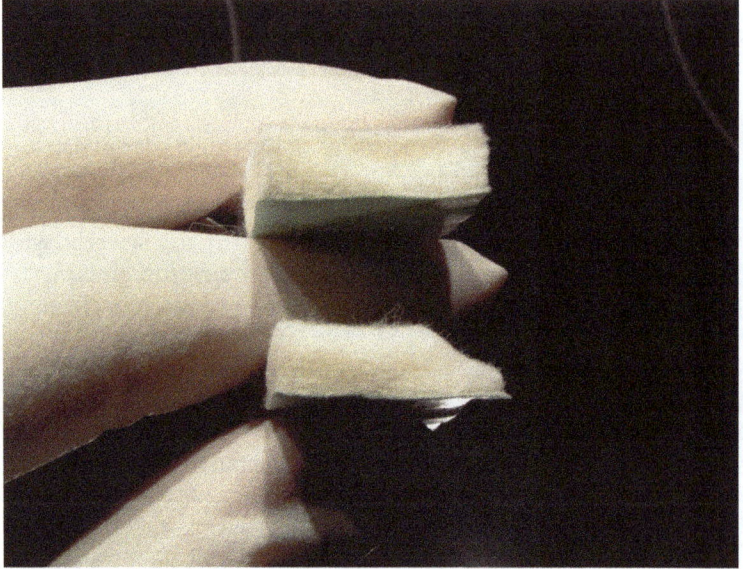

Methoden voor onderzoek van de pasvorm van schoenen

Schoenen kunnen onderzocht worden op lengte door middel van de maatstok, de schoen en de schuifmaat (zie afbeelding 1.22). De voet wordt eerst op een schuifmaat geplaatst (zie afbeelding 1.23) en gemeten met lengtetoegift (zie afbeelding 1.24). Vervolgens wordt de maatstok in de schoen gelegd (zie afbeelding 1.25). De maatstok moet dan precies in de schuifmaat passen. Is de maatstok kleiner dan de ruimte in de schuifmaat, dan is de schoen te klein (zie afbeelding 1.26). Is de maatstok groter, dan heeft de schoen een goede maat of is misschien iets te groot (zie afbeelding 1.27).

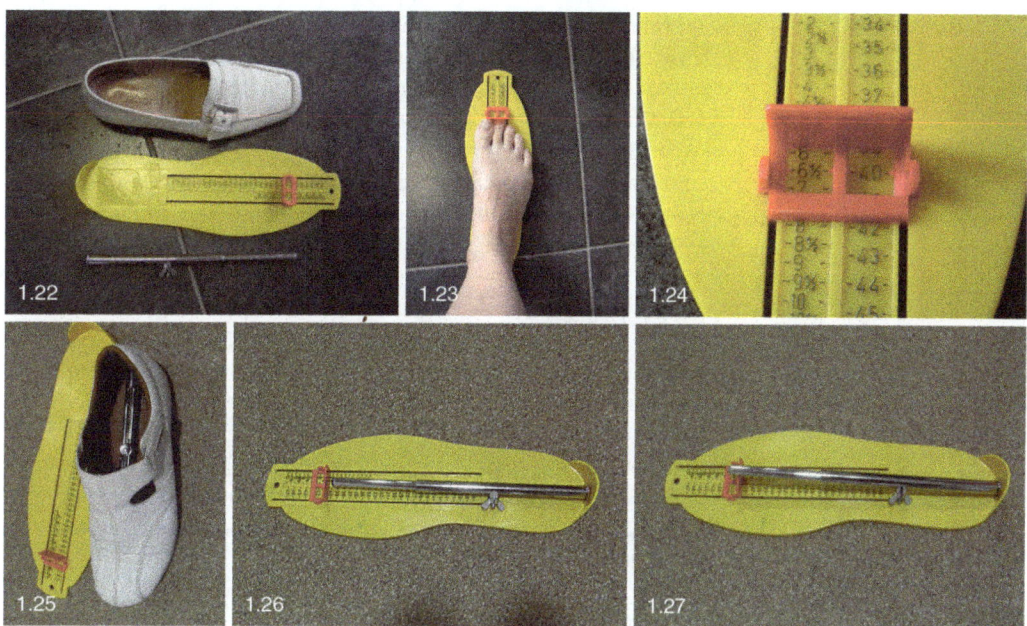

Afbeelding 1.22, 1.23, 1.24, 1.25, 1.26 en 1.27

We kunnen ook een statische blauwdruk maken, deze uitknippen en in de schoen leggen of op de onderkant van de schoen leggen. Is de blauwdruk groter dan de schoen, dan is de schoen te klein. Is de blauwdruk breder dan de schoen, dan is de schoen te smal.

Nog een mogelijkheid is de voet op een stuk stevig papier te zetten en er met een pen een lijn omheen te trekken. Dit 'voetpatroon' knippen we uit en controleren dan of het in de schoen past. Deze methode is vaak confronterend: hij kan duidelijk maken dat de schoen echt te klein is, hoezeer de cliënt ook het tegendeel beweert.

Verder kan de schoen onderzocht worden op:
- Is de schoen zowel aan de buiten- als aan de binnenzijde van leer gemaakt of van een ander materiaal? Leer verdient de voorkeur omdat leer vochtregulerend is en zich perfect vormt naar de voet. Het leer dient verder soepel, maar stevig en vormvast te zijn.
- Heeft de schoen een voldoende brede neus? Passen de tenen er in de breedte volledig in zonder dat de mediale en/of laterale zijde van de tenen en voorvoeten onder druk komt te staan?
- Heeft de schoen een brede hak en een hakhoogte van maximaal 2-3 cm? Met een hak hoger dan 3 cm of een dun hakje ontbreekt de stabiliteit om stevig op de grond te staan en de voet goed af te kunnen wikkelen.
- Zijn het contrefort en de neus gemaakt van stevig en vormvast materiaal? Zowel de voor- als achterkant van de schoen moet vormvast zijn. Het contrefort is belangrijk om kanteling van de hiel tegen te gaan. Een stevig neusgedeelte beschermt de tenen en zorgt ook voor een goede afwikkeling van de voet.

- Zijn er knellende riempjes of drukkende naden? Daardoor kunnen drukplekken en dus likdoorns en/of blaren ontstaan.
- Heeft de schoen een adequate wreefsluiting die perfect aansluit op de voet? Wanneer de wreefsluiting niet goed past heeft de voet de mogelijkheid om heen en weer te schuiven of uit de schoen te slippen. Het beste is een veter- of klittenbandsluiting die gemakkelijk is aan te passen als de voet wat dikker wordt in de loop van de dag of bij warm weer.
- Heeft de schoen voldoende neushoogte? Dit wordt nogal eens veronachtzaamd. De schoen kan voldoende wijdte en de goede lengtemaat hebben, maar als de neus te plat is, zullen de tenen van bovenaf in de verdrukking komen. Hierdoor ontstaan de likdoorns onder de nagel. Bij afwijkingen zoals hamer- en klauwtenen of een hallux rigidus (stijve grote teen) heeft de schoen extra teenhoogte nodig om drukpunten te voorkomen.
- Heeft de schoen een schokdempende zool? Een comfortabele zool waarin schokdempend materiaal is verwerkt, loopt prettig en geeft de minste druk en schokken in de voet, met name op de plantaire zijde van de voet. Hard of dik materiaal (plateauzolen) draagt niet prettig en is te stug om de voet goed af te kunnen wikkelen.
- Heeft de schoen een goed passend voetbed, liefst van leer? Een gezonde voet hoeft niet passief ondersteund te worden, maar iets van een voetbed is comfortabel en loopt prettig. Een leren inlegzool is in staat om zweet op te nemen en te laten verdampen.

Onderzoek door middel van blauwdrukken

Aan de hand van blauwdrukken kunnen diverse afwijkingen opgespoord worden. Voor het maken en beoordelen van blauwdrukken worden bij de diverse beroepsgroepen – (sport)podologen, podotherapeuten, orthopedisch schoenmakers en pedicures – verschillende methoden gebruikt. Ook is er onder hen verschil in gebruik van benamingen. Waar het om gaat is dat het advies of de verwijzing gefundeerd en correct is, ongeacht de benamingen.

In dit boek wordt gebruik gemaakt van methoden van blauwdrukken maken en beoordelen die in de pedicurewereld gangbaar zijn.

Bij de beschrijving van de casuïstiek zal steeds zowel de statische als de dynamische blauwdruk bekeken worden. Een voet die in stand weinig drukplekken te zien geeft, kan tijdens het lopen wél drukplekken vertonen.

Het beoordelen van blauwdrukken door pedicures is van algemene en beschouwende aard. Er worden geen specialistische details beoordeeld. Het doel is puur om de cliënt een correct (verwijs)advies te kunnen geven aan de hand van objectief verkregen materiaal.

De combinatie van voetonderzoek aan de hand van inspectie, blauwdrukken en schoenonderzoek kan over het algemeen een duidelijk beeld scheppen van de te volgen weg om de cliënt zo veel mogelijk klachtenvrij te laten lopen. Voor de kans van slagen speelt echter de motivatie van de client, met name wat betreft het dragen van het juiste schoeisel, een cruciale rol. Het weigeren daarvan is een voor veel pedicures bekende frustratie.

Werkt de cliënt mee en neemt hij de adviezen ter harte, dan vormen cliënt, pedicure en eventuele andere hulpverlener(s) zoals de podotherapeut of de orthopedisch schoenmaker, een hecht en tevreden team!

Wellicht kan dit boek een hulpmiddel zijn bij het behandelen van likdoorns, met als ultieme doel het niet meer terugkomen ervan. Als dit bereikt wordt, geldt zeker: 'de glimlach komt van de voeten'.

2 Casus 1 Zomaar een ochtend

> Uit onderstaand artikel, verschenen in Podopost, april 2008, is het plan voor dit boek voortgekomen. Het lijkt daarmee een goed begin voor de casusbeschrijvingen die nu volgen.

Soms heb je van die dagen. Je plant je cliënten keurig in en verwacht niets opvallends, maar dat kan heel anders uitpakken...

Zo had ik een tijdje geleden wel een heel heftige ochtend, waarbij ik uiteindelijk de laatste twee cliënten heb gebeld om wat later te komen omdat de behandeling van de voorgangers langer duurde dan gepland. En ik (uiteraard) overal foto's van wilde maken.

Dat kostte mij mijn lunchtijd, maar het leverde wel een leuk artikel op!

Cliënt 1 is mevrouw C. die al jaren bij mij komt wegens lichte klachten aan de halluxnagels en af en toe een weke likdoorn. Zij heeft plat- en spreidvoeten en draagt steunzolen in goed passende veterschoenen. De vorige afspraak heeft zij echter afgebeld omdat zij griep had.

Nu zij uiteindelijk een nieuwe afspraak heeft, is het vier maanden geleden dat haar voeten voor het laatst behandeld zijn. Ze belt op omdat ze veel pijn heeft aan haar rechter kleine teen.

Bij inspectie zie ik een letterlijk 'toren'hoge likdoorn tussen de vierde en de vijfde teen van de rechtervoet (zie afbeelding 2.1).

De likdoorn is ongeveer 1 cm hoog en is als het ware schuin-trapsgewijs tussen de tenen uit gegroeid. De foto geeft misschien een iets vertekend beeld, maar op afbeelding 2.2 is te zien hoe de likdoorn niet meer in de breedte kon uitgroeien en dus een weg gezocht heeft naar distaal. De likdoorn is zo hard als steen en het mesje gaat er met geen mogelijkheid doorheen.

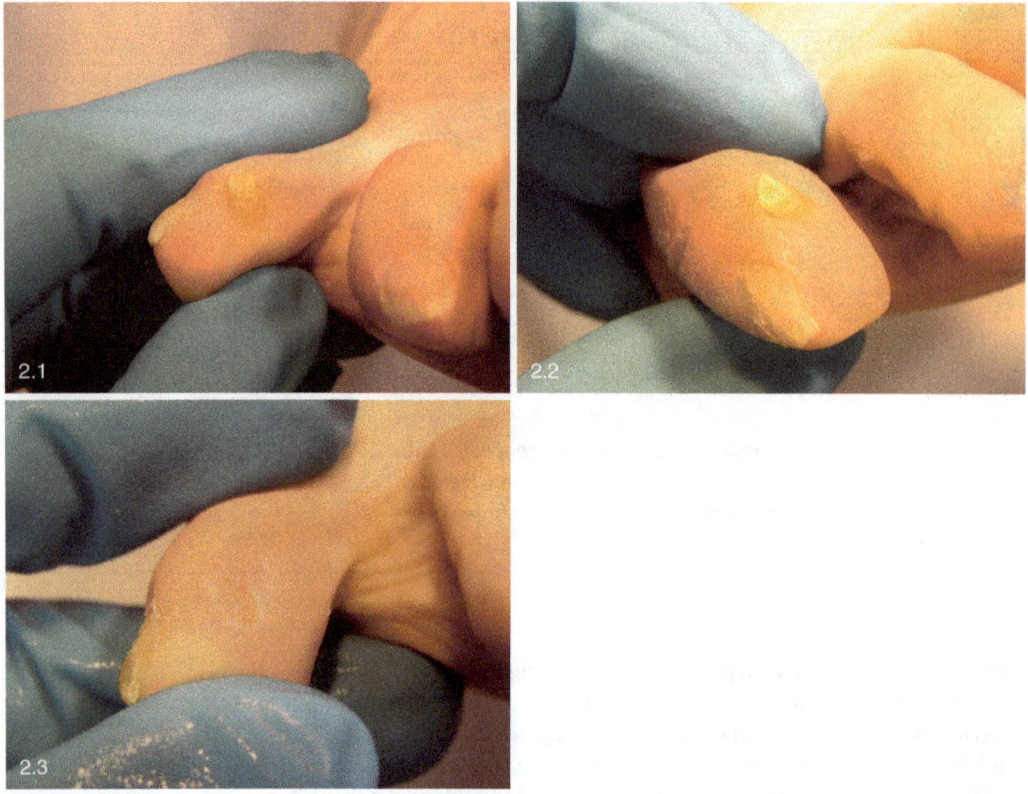

Afbeelding 2.1, 2.2 en 2.3

Dus frees ik de likdoorn eerst een stuk dunner met een kleine tungstenfrees.

Deze frees heeft een hardmetalen kop en werkt uitstekend in hard materiaal. Voorzichtig frees ik het harde kapje van de likdoorn af. Daarna laat ik een huidverweker (op een watje) enkele minuten intrekken; in die paar minuten knip ik de nagels en maak ze schoon. Als het eelt wat weker is geworden, snijd ik de likdoorn weg met mesje 15 en werk het af met een stalen bolkopfreesje. Ik werk graag met de dubbelgetande stalen bolkopfreesjes en heb ze dan ook in alle maten, variërend van 10 tot 23.

Ik werk de plek af met een diamanten peer (zie afbeelding 2.3).

Cliënt 2, mevrouw R., heeft reuma. Zij heeft diverse operaties achter de rug, met name van de grote gewrichten zoals de heupen en de knieën. Haar voet is ook een keer geopereerd omdat de knok van de hallux valgus chronisch ontstoken was. Hierbij is de knok verwijderd en de teen rechtgezet, waardoor deze een stukje korter is geworden dan hij was (zie afbeelding 2.4 en 2.5).

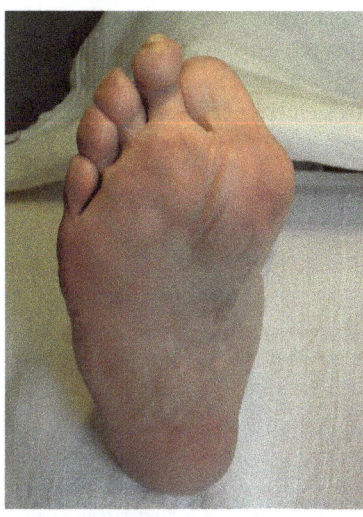 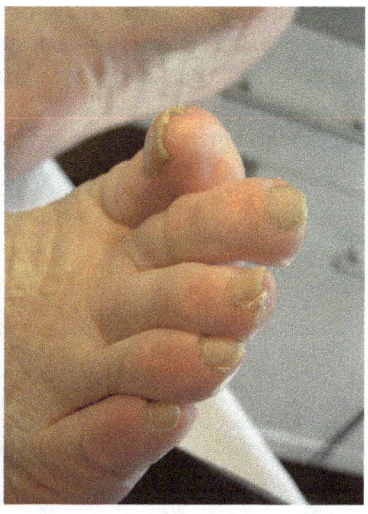

Afbeelding 2.4 en 2.5

Van de tweede teen richt het basiskootje zich plantair; het middelste kootje richt zich dorsaal en het eindkootje weer plantair. Een soort zwanenhalsdeformatie (zie afbeelding 2.6 en 2.7). Hierdoor komt het topje van de tweede teen steeds met veel druk op de grond, hoewel mevrouw orthopedische schoenen draagt.

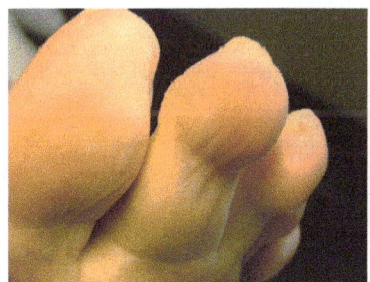 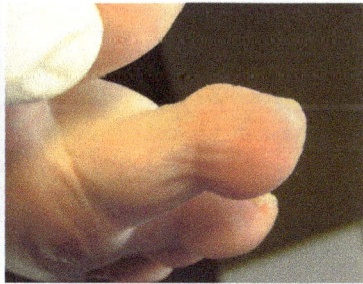

Afbeelding 2.6 en 2.7

Er is een siliconenorthese geprobeerd, maar dit kon mevrouw aan deze teen niet verdragen, omdat het basiskootje daarvoor té veel plantair gericht is.

Ze ontwikkelt wel eens een likdoorntje onder de nagel van deze teen, maar deze keer is het de tweede teen van de rechtervoet die – voor het eerst – problemen geeft. De teen doet behoorlijk pijn. Toch is er op het eerste gezicht niet zo heel veel bijzonders te zien, behalve een wat eeltige teentop (zie afbeelding 2.8).

Na het knippen van de nagel en het verwijderen van het bovenste laagje eelt met mesje 15, zie ik aan de laterale zijde een donkerrode verkleuring (zie afbeelding 2.9). Ik ga met de punt van het mesje zo ver mogelijk onder de nagel door met het verwijderen van het eelt. Hierbij gebruik ik ook weer een dubbelgetand bolkopfreesje, waarbij ik begin met een grotere maat, bijvoorbeeld 18, en geleidelijk een steeds kleinere maat neem. Hierbij moet ik ook min of meer langs de zijkant van de nagel frezen, evenals onder het nageluiteinde.

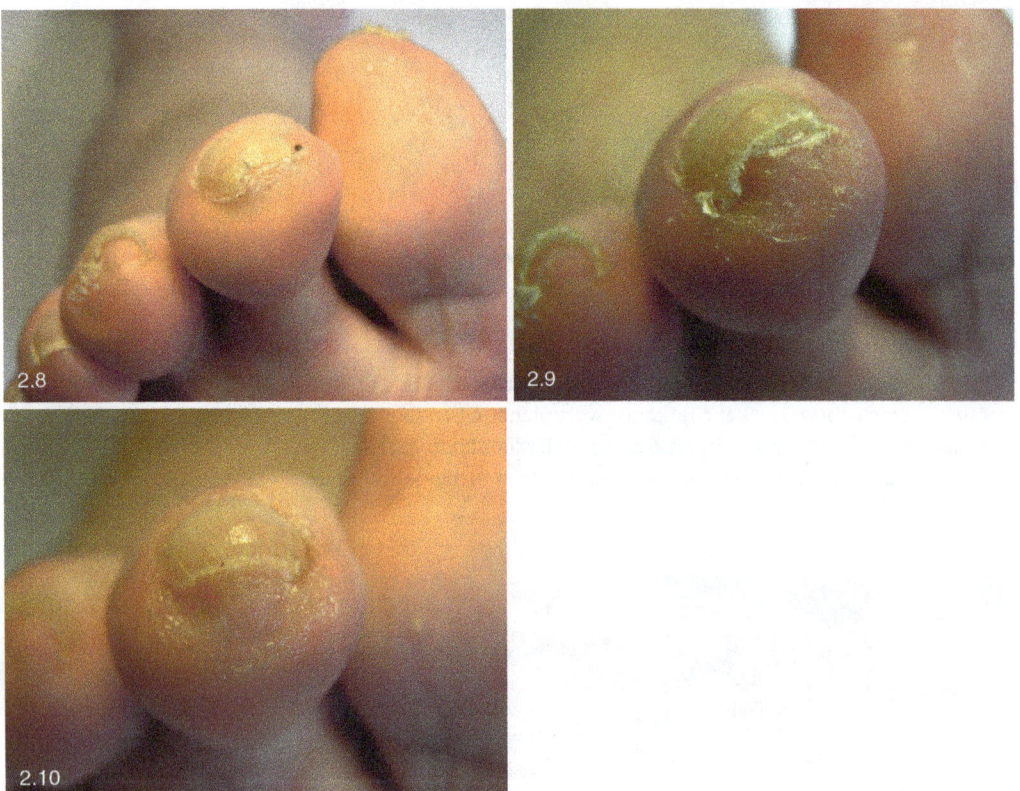

Afbeelding 2.8, 2.9 en 2.10

Het is een hele klus om al het eelt te verwijderen, want het heeft zich een weg gebaand helemaal onder de nagel aan de laterale zijde. Het uiteindelijke resultaat is zeer bevredigend, en mevrouw verlaat pijnvrij de praktijk. We hebben geen oorzaak kunnen vinden voor het euvel: aan nieuwe schoenen of te strakke kousen kan het niet liggen (zie afbeelding 2.10).

Cliënt 3 is een man die ik reeds lange tijd ken. Hij heeft vervelende voorvoetproblemen. Hij heeft holle voeten en de meeste druk komt op de bal van de voet terecht (zie afbeelding 2.11 en 2.12). Hij draagt steunzolen en veterschoenen, maar desondanks heeft hij vaak klachten.

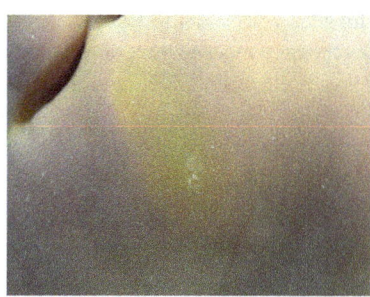 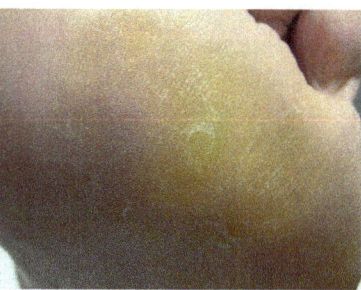

Afbeelding 2.11 en 2.12

Deze keer kondigt hij al meteen aan dat zijn beide voeten 'vreselijk' pijn doen. Vaak zit er een flinke hoeveelheid eelt met een likdoorn, maar deze keer is de pijn veel heviger dan anders. Nadat ik behoorlijk wat eelt verwijderd heb onder de bal van de linkervoet is duidelijk dat de likdoorn die er normaal gesproken vrij diep en scherp in zit, nu een grotere omvang heeft. Met de trepaanfrees werk ik in een hoek van ongeveer 45 graden steeds scheppend vanuit diverse punten. Uiteindelijk kan ik niet meer verder werken, omdat de plek té veel pijn gaat doen en de man niet meer kan verdragen dat ik eraan werk. Er blijft een witte rand achter, maar de pijn is volledig verdwenen (zie afbeelding 2.13).

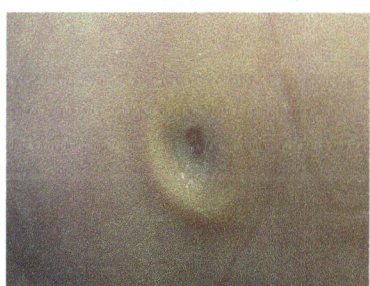 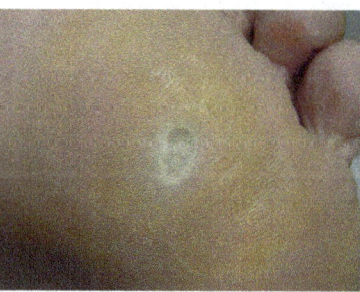

Afbeelding 2.13 en 2.14

De bal van de rechtervoet bevat een dikke eeltplek ter grootte van ongeveer een euro. Nadat ik de bovenste laag heb weggesneden is meteen duidelijk dat er een likdoorn zit. De likdoorn verwijder ik zo ver mogelijk met mesje 15 en met de trepaanfrees, vervolgens met de bolkopfrees (zie afbeelding 2.14).

Naderhand heb ik de eeltrand rondom de likdoorn nog verder weggesneden.

Cliënt 4 is een man die meestal alleen even zijn nagels laat verzorgen, overigens gewoonlijk zonder klachten. Af en toe een lichte ingroei van de nagels van de grote teen.

Verder heeft hij zelfs geen spoortje van eelt, maar hij is 84 en kan zelf moeilijk bij zijn voeten. Deze keer heeft hij net nieuwe schoenen gekocht en omdat het hem erg handig leek dat hij geen veters hoefde te strikken, heeft hij gekozen voor instappers. Deze schoenen moesten niet te veel lengtetoegift hebben, zo had de verkoper hem verteld, want anders zou hij er tijdens het lopen uitslippen.

Zo gezegd, zo gedaan. Bovendien waren het soepele, leren schoenen, dus leek er geen vuiltje aan de lucht. Totdat zijn rechter grote teen flink pijn ging doen.

Bij inspectie zie ik een nagel die gedeeltelijk los ligt aan het mediale uiteinde en er zit eelt onder de nagelhoek (zie afbeelding 2.15). Het eelt verwijder ik met mesje 15, mesje 11, enkele bolkopfreesjes en een fissuurfrees. Ik moet diep gaan voordat de teen pijnvrij wordt verklaard (zie afbeelding 2.16).

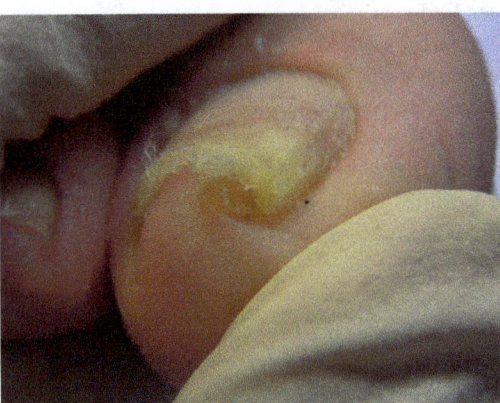 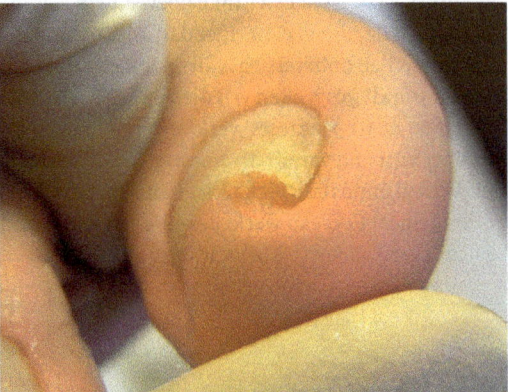

Afbeelding 2.15 en 2.16

De nagel is duidelijk losgestoten doordat de top van de teen continu de neus van de schoen raakt tijdens het lopen. De nagel krijgt bij elke stap die de man doet een opdonder.

Ik leg hem uit dat de schoenen wellicht toch niet zo'n goede keuze zijn geweest, tenzij ze gekocht waren in de gebruikelijke maat 43 in plaats van 42. Als de voet er dan uit zou slippen, zou een inlegzooltje met een voorvoetpelotje een prima oplossing bieden. Dit maakt de schoen goed passend en de voet kan niet naar voren schieten.

Cliënt 5, lest best, is een mevrouw met een pijnlijke kleine teen aan de linkervoet. De teen is pijn gaan doen na de aanschaf van nieuwe tennisschoenen. Ze heeft deze schoenen in een andere zaak gekocht dan voorheen en zegt dan ook dat het advies in deze winkel niet was zoals ze gewend was. De schoenen waren echter erg mooi van vorm en kleur, waardoor ze er toch voor gezwicht is.

Deze mevrouw had nog nooit in haar leven enige voetklacht gehad maar met het dragen van de nieuwe schoenen sloeg dit al na enkele keren tennissen om als een blad aan een boom.

Bij inspectie zie ik een weke bloedvatlikdoorn (zie afbeelding 2.17). Dit is het resultaat van slechts enkele weken gedurende enkele uren foute schoenen dragen! Wat hier duidelijk te zien is, is dat de teen teruggeduwd wordt in de voorvoet tijdens het lopen. Waarschijnlijk een kwestie van te kleine schoenen, maar de man in de schoenwinkel had met klem beweerd dat de schoenen van dit merk altijd een half maatje groter uitvielen!

Mevrouw is erg bang voor de pijn tijdens het weghalen van de likdoorn, maar gelukkig kan ik haar er snel van overtuigen dat haar angst ongegrond is. Met mesje 15 verwijder ik de likdoorn zo ver mogelijk (zie afbeelding 2.18 en 2.19).

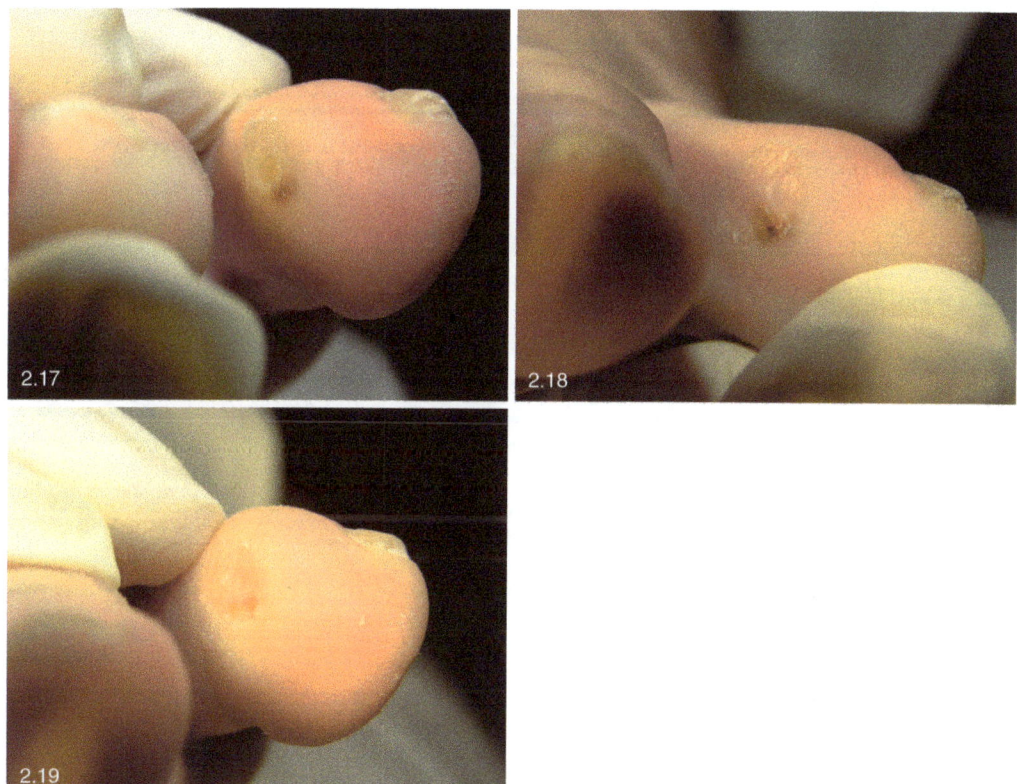

Afbeelding 2.17, 2.18 en 2.19

Er wordt verder gewerkt met bolkopfreesjes, mesje 15 en de diamanten peer en mevrouw kan pijnvrij de praktijk verlaten. Deze likdoorn leg ik wel drukvrij; ik geef het advies – zoals altijd – bij klachten zo snel mogelijk terug te komen.

De 'garantie'termijn is één week. Soms zie je namelijk dat door het weghalen van een likdoorn de onderliggende drukplek zich alsnog een weg naar boven baant, en er na een week nog een restje weggehaald kan worden, waardoor de klachten vervolgens verdwijnen.

Na deze vijf cliënten was het goed geweest en kon ik gelukkig de rest van de dag rustig mijn gebruikelijke werk doen als pedicure, zonder (on)aangename verrassingen!

3 Casus 2 'Eigenwijs is ook wijs'

Deze casus gaat over de voeten van een 62-jarige vrouw. Zij doet kantoorwerk bij een aannemersbedrijf en is huisvrouw. Ze loopt veel en is erg actief op diverse fronten.

Ze heeft moeilijke en pijnlijke voeten sinds vele jaren. Vroeger kwamen de klachten niet in de laatste plaats voort uit het feit dat ze schoenmaat 43 heeft. En die maat was 45 jaar geleden voor vrouwen praktisch niet verkrijgbaar. Ze heeft daardoor jaren op te kleine schoenen gelopen.

Eigenlijk weet ze niet anders dan dat ze voetklachten heeft. Enkele jaren geleden is de diagnose arthrosis deformans gesteld. Deze aandoening hoort tot de reumatische aandoeningen, waarbij geen ontstekingen ontstaan, maar wel fors verlies aan kraakbeen tussen de gewrichten. Hierdoor kan pijn en vaak een blijvende standafwijking ontstaan van onder andere de voeten. Arthrosis deformans kan zich in alle gewrichten voordoen.

Mevrouw komt sinds tien jaar in de praktijk met voornamelijk forse voorvoetklachten. Als ik haar voorgeschiedenis bekijk, gedurende de tijd dat ze bij mij onder behandeling is, dan zie ik hoofdzakelijk voorvoetklachten aan de linkervoet met onder de bal van de voet verspreid voorkomende likdoorns. Soms weke likdoorns en/of likdoorns langs de randjes van diverse teennagels. De voet is van een behoorlijke spreidvoet langzaam maar zeker veranderd in een voet met een forse orthopedische afwijking, waar mevrouw veel last van heeft. Vooral de linkervoet geeft problemen. De rechter eigenlijk zelden.

Als we de voeten bekijken dan zien we een flinke spreidvoet, links meer dan rechts. De metatarsalia (middenvoetsbeentjes) zijn fors gespreid, waarbij het eerste een endorotatie heeft doorgemaakt (naar binnen is gekanteld). Hierdoor ontstaat de hallux valgus, waarbij de hallux, de grote teen, in abductiestand komt te staan (naar de andere tenen toe). Op afbeelding 3.1 is te zien dat de hallux zich langzaam maar zeker als ruiterteen gaat gedragen. De teen staat, behalve in een abductiestand, ook in endorotatie. Hierdoor krijgt de nagel van de hallux veel druk van de bovenkant van de schoen, wat regelmatig klachten geeft: ingroeiende nagels en eelt en soms een likdoorn in de nagelwal.

Afbeelding 3.1

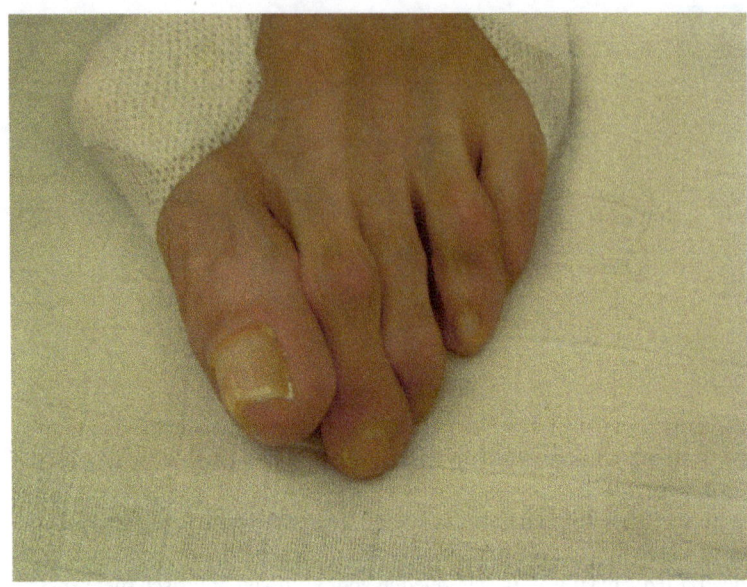

Sommige tenen staan in hamerteenstand met osteofyten (botwoekeringen) in enkele DIP- en PIP-gewrichten (distale en proximale interphangeale gewrichtjes). Dit is goed te zien op afbeelding 3.2, 3.3 en 3.4.

De tenen staan niet netjes naast elkaar, maar vertonen diverse afwijkende standen.

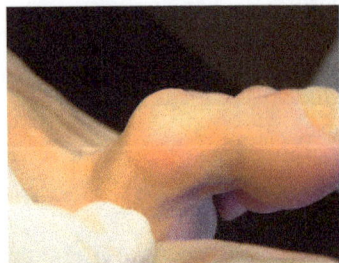 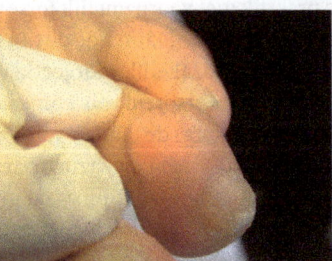 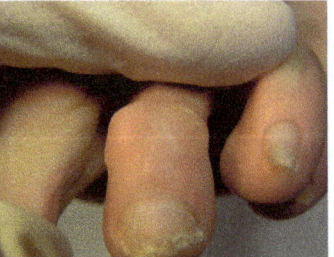

Afbeelding 3.2, 3.3 en 3.4

Er zijn blauwdrukken gemaakt van de voeten (zie afbeelding 3.5). Als we die blauwdrukken bekijken zien we uiteraard niets nieuws. Toch is het goed om blauwdrukken te maken, vooral ook om de midden- en achtervoet te bekijken. Als er regelmatig een blauwdruk wordt gemaakt, bijvoorbeeld eenmaal per jaar, dan zien we bovendien of de afwijkende stand van de voet verergert. Er kan dan desgewenst op tijd worden verwezen naar podotherapeut of arts.

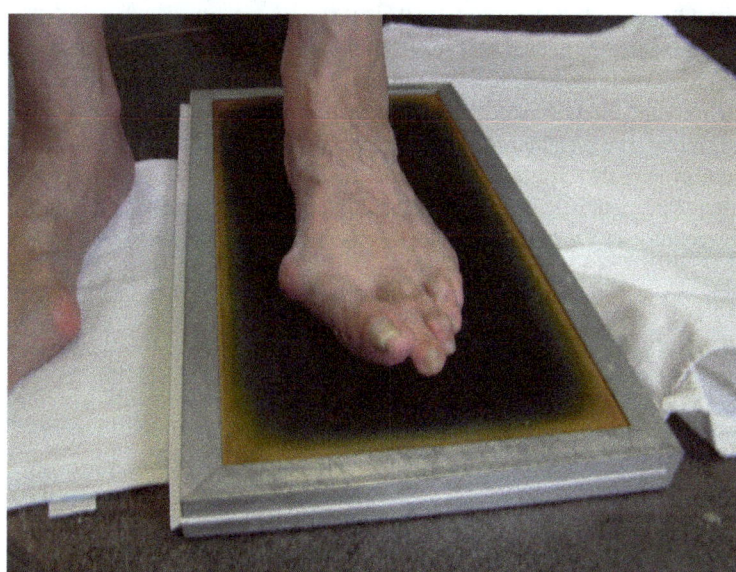

Afbeelding 3.5

Als we de blauwdruk van de rechtervoet bekijken (zie afbeelding 3.5a en 3.5b), zien we een vergevorderde platvoet. Het laterale geleng raakt voor de helft van de totale breedte de grond. Verder zien we een spreidvoet met een hallux valgus, die zeker orthopedisch afwijkend genoemd kan worden. Van de tenen zien we alleen de tweede, derde en vierde teen de grond raken. Op de dynamische blauwdruk zien we dat de druk voornamelijk ligt onder de kopjes van metatarsalia 1, 2 en 5. We zien hier duidelijk de 'ruitvorm', waarbij de voorvoet zich spreidt en de tenen in een punt naar elkaar toe komen.

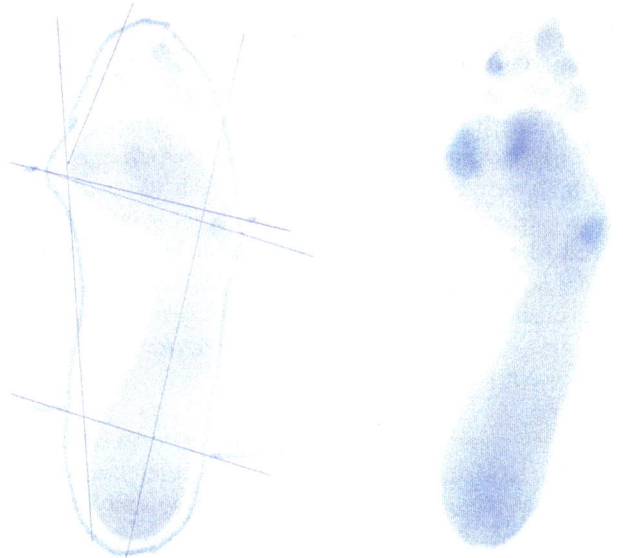

Afbeelding 3.5a en 3.5b

Bekijken we de linkervoet (zie afbeelding 3.5c en 3.5d), dan zien we vrijwel hetzelfde, zij het dat hier zeker sprake is van een vergevorderde hallux rigidus. De knok van de hallux valgus is prominenter aanwezig dan bij de rechtervoet. Bij de dynamische afdruk zien we druk onder de kopjes van alle metatarsalia en hier is de hamerteenstand van digitus 2 en 3 ook te zien, evenals de rigiditeit van de hallux. Ook valt op dat de linkervoet vanuit de calcaneus (hielbeen) meer in valgusstand (naar binnen) kantelt dan de rechtervoet. De mediale druk is ook aan de hiel te zien.

Afbeelding 3.5c en 3.5d

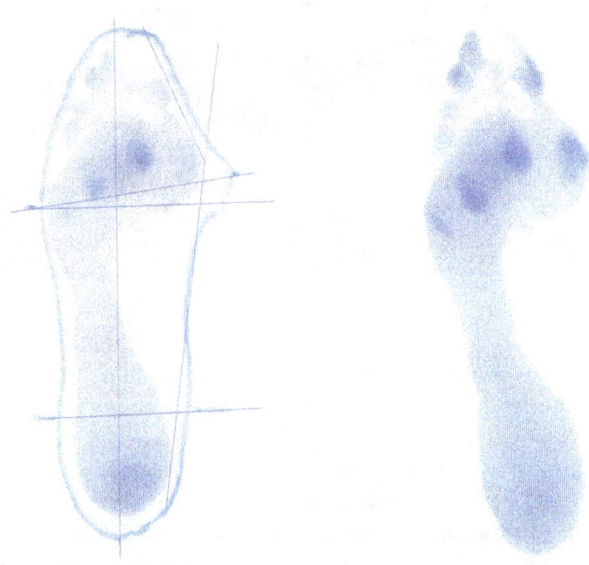

In de eerste jaren dat mevrouw voor behandeling kwam, hebben wij intensief met elkaar gepraat over haar voeten, haar klachten en wat daaraan gedaan zou kunnen worden. Zij had jarenlang met een schilmesje haar voeten bewerkt. Ze schraapte wekelijks zo veel mogelijk eelt onder haar voeten weg, na ze eerst in een badje geweekt te hebben. Ze liep dan enkele dagen redelijk, maar na een dag of drie begon de pijn alweer zo erg te worden dat lopen vaak bijna onmogelijk was. Uiteraard wilde ze in die tijd toch graag elegante schoenen dragen, maar als ze dat bijvoorbeeld gedurende een hele dag en avond deed, moest ze daar een week lang voor boeten. De pijn was soms zo erg dat ze de middenvoetsbeentjes met ijs koelde. Waarschijnlijk ontstond er in die tijd regelmatig een capsulitis (ontstoken kapsel rondom een gewricht), in dit geval in een of meer MTP-gewrichten (het metatarsophalangeale gewricht).

Vanaf dat maandelijks een flinke laag eelt en tevens de eventueel aanwezige likdoorns werden verwijderd, was er verlichting van de pijnklachten. Mevrouw wist niet wat haar overkwam. Er moest echter meer gebeuren. Het verwijderen van eelt en likdoorns gaf een verlichting van pijn ongeveer drie weken lang en in de laatste week voordat mevrouw weer terugkwam, dienden de klachten zich in alle hevigheid weer aan. De beste optie was, in mijn ogen, een consult bij de orthopedisch schoenmaker of de podotherapeut. Mevrouw wilde eigenlijk naar geen van beiden, maar koos uiteindelijk voor de podotherapeut. Deze maakte zooltjes voor haar. Het probleem was echter dat lang niet alle schoenen voldeden aan haar eisen. Ze droeg nog steeds haar pumps en kocht zeer schoorvoetend een paar gemakkelijke schoenen. Mevrouw gaf aan er gewoon niet aan toe te zijn, maar de pijn dwong haar toch tot wat maatregelen. En de eerlijkheid gebiedt te zeggen dat haar voeten in principe voeten zijn die op maat gemaakte schoenen moeten dragen. Als mevrouw hieraan denkt, wordt ze al 'niet goed', zegt ze tegen me. We hebben er al veel over gesproken en mevrouw weet heel goed 'waar de schoen wringt' maar kan zich er nog niet toe dwingen om beter schoeisel te kopen.

Ik begrijp dit dilemma. Voor vrouwen is het een overbekend probleem. Met gemakschoenen of orthopedische maatschoenen, die vaak als 'plomp' worden ervaren, is het dragen van die leuke rok of jurk vaak verleden tijd. En dat is toch het afsluiten van een geliefd tijdperk in het leven van veel vrouwen.

Een bijkomend probleem bij deze nu 62-jarige vrouw is het enorme verlies aan vetweefsel onder de voorvoet (capiton) en dat haar voeten erg mager zijn. Dit maakt het haar extra moeilijk om goed passende schoenen te kopen. Voor de spreidvoet zouden de schoenen zeker een wijdtemaat moeten hebben, maar als de schoen hoog op de wreef sluit (wat bij deze voetstand absoluut wenselijk is), zal de wreefsluiting gapen. Zelfs een vetersluiting is niet afdoende. De beide zijstukken van de wreefsluiting schieten over elkaar heen en dat is erg vervelend met lopen. De voet is te 'plat' en te mager.

Uiteindelijk heeft mevrouw een aantal jaren geleden besloten om veterschoenen te kopen en daarin de podotherapeutische zolen te gaan dragen. De podotherapeut plakte een laag vilt aan de binnenkant van de wreefsluiting, zodat deze beter aan zou sluiten op de wreef van mevrouw. Het dragen van de podotherapeutische zolen in deze schoenen hielp enigszins. De schoenen werden door mevrouw als redelijk comfortabel beschouwd, hoewel ze vaak kramp in de middenvoet kreeg. Ze dacht dat dit kwam omdat ze toch te veel ruimte had in het wreefgedeelte van de schoen, waardoor ze het gevoel had dat de schoen te los zat. Ook had ze vaak een ernstig rode knok door de druk van de schoen.

Ik heb haar in die tijd vaak het advies gegeven om ten eerste de schoenen ter hoogte van de knok iets te laten oprekken en steeds de podotherapeut naar de zooltjes te laten kijken als ze dacht dat er iets veranderd zou moeten worden.

Mevrouw heeft dat regelmatig gedaan, maar gaf eigenlijk vanaf het begin al aan dat ze zowel de schoenen als de zolen te stug en te hard vond.

Het eelt en de likdoorns onder de bal van de linkervoet bleven met hevigheid terugkomen. Ook toen zij trouw de zooltjes droeg. Verder had ze regelmatig klachten van een ingroeiende teennagel aan beide grote tenen en likdoorns langs enkele nagelrandjes. Dit ontstond vooral aan digitus 2 van de rechtervoet. Deze teen wordt door de druk van de bovenliggende hallux met het laterale gedeelte tegen de grond geduwd.

Mevrouw ging experimenteren met schoenen, zolen, ondersteunende zachte polstering, zoals Epithelium, Silopad voorvoetkussens, zachte inlegzooltjes enzovoort.

De podotherapeutische zolen wil ze niet meer dragen. Ze vindt ze veel te hard. Bovendien kan ze de retro (de verdikking achter de MTP-gewrichten) niet verdragen. Ze krijgt er steeds kramp van in de voeten. Ook de veterschoenen heeft zij na verloop van tijd aan de kant geschoven.

De situatie op dit moment is als volgt: mevrouw draagt instapschoenen of een zomerschoen met veter (zie afbeelding 3.6). Er is maar één voorwaarde waaraan de schoenen dienen te voldoen: ze moeten van leer zijn en zacht. Vooral zacht!

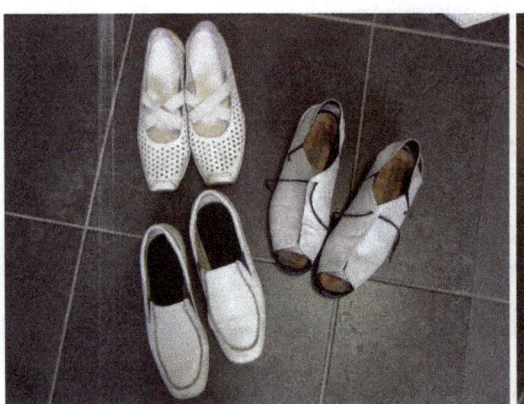 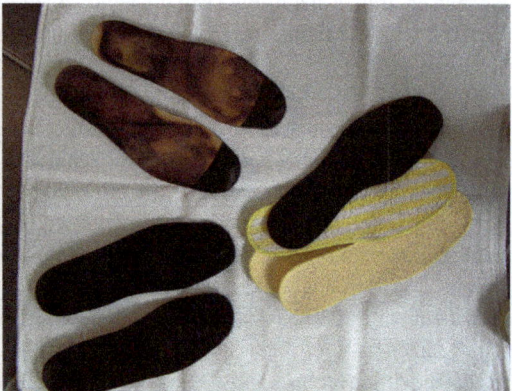

Afbeelding 3.6 en 3.7

In de schoenen legt ze naar eigen inzicht zachte inlegzooltjes. Soms kan ze uit een paar schoenen de binnenzolen verwijderen en dan legt ze er wel twee zachte inlegzooltjes op elkaar in. 'Als het maar zacht is', zegt ze steeds, want anders kan ik niet lopen (zie afbeelding 3.7).

We hebben geëxperimenteerd met vilt. Ik heb diverse diktes geprobeerd, goed afgeschalmd, op diverse manieren geplakt, maar mevrouw kreeg er forse drukpijn van onder alle middenvoetsbeentjes. Haar hele voeten zijn zo gevoelig dat ze er geen enkele vorm van druk op of onder kan verdragen. Uiteindelijk heb ik besloten met Fleecyweb te gaan werken en sinds die tijd is ze van de hel in de hemel gekomen, zoals ze zelf zegt. Ze loopt momenteel zeker vier weken pijnvrij na behandeling. Die behandeling zal ik nu beschrijven.

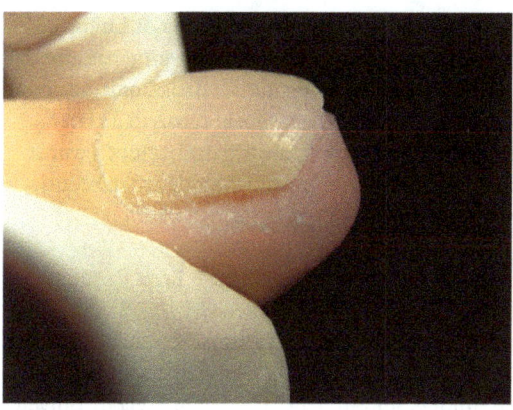 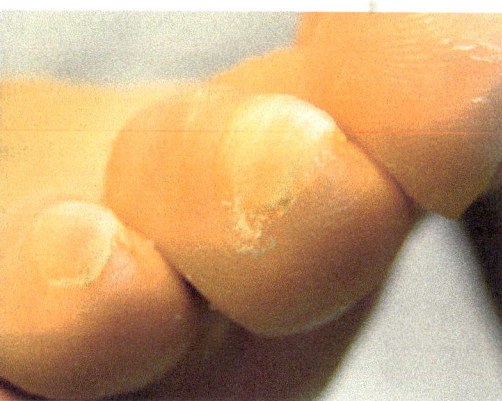

Afbeelding 3.8 en 3.9

Mevrouw komt eenmaal per maand. Ze krijgt van de ziektekostenverzekeraar een vergoeding in verband met haar reumatische voeten en dat is voor haar een prettige bijkomstigheid.

De voeten worden gedesinfecteerd en de nagels worden waar nodig dun gefreesd. Vervolgens worden alle nagelranden zowel mediaal als lateraal goed schoongemaakt met een excavator of met een bolkop- of fissuurfrees. Likdoorns worden verwijderd uit de nagelwallen. Meestal gaat het hierbij om de hallux van de rechtervoet (zie afbeelding 3.8) en digitus 2 van de rechtervoet (zie afbeelding 3.9 – vóór behandeling – en afbeelding 3.10 – ná behandeling). De likdoorns haal ik het liefst weg met een dubbelgetand bolkopfreesje van roestvrijstaal. De rand van de likdoorn is namelijk zó hard dat roestvrijstaal hier het beste resultaat geeft (zie afbeelding 1.18, 1.19 en 1.20b). De problemen aan de voorvoet concentreren zich aan de linkervoet (zie afbeelding 3.11).

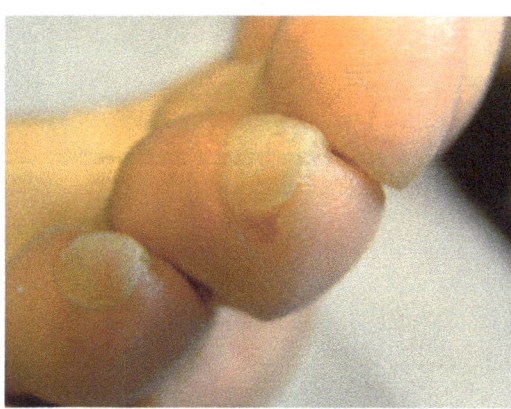 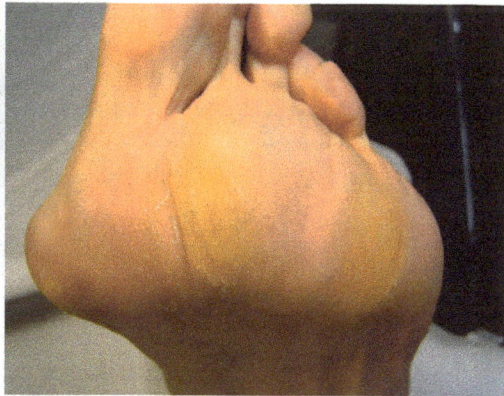

Afbeelding 3.10 en 3.11

We zien aan deze voet niet de klassieke diepe likdoorn, maar een 'likdoorn' gevormd door een langgerekte strook diepliggend eelt. Het eelt zelf is dik en wordt samengeperst tussen de kopjes van twee middenvoetsbeentjes. Op afbeelding 3.12 is goed te zien hoe tijdens het lopen de huid wordt samengeperst tussen het eerste en tweede middenvoetsbeentje (zie afbeelding 3.12). De middenplek van het eelt waar de meeste druk komt, vertoont bloedvaatjes die door het likdoornweefsel heen woekeren. Aan de laterale zijde zit ook een langgerekte likdoornstrook, die tijdens het lopen wordt ingeklemd tussen het kopje van het vierde en vijfde middenvoetsbeentje. Verder bevindt zich hier een kleinere likdoorn in het eelt zelf.

Het eelt wordt zo veel mogelijk met het mes verwijderd. Eerst wordt het wat zachter gemaakt met behulp van een huidweker. Er zal creatief met het mes gewerkt moeten worden, want stukken eelt zitten diep en vlak ernaast bevindt zich de roze gezonde huid. Het is als het ware een 'berg en dal'-situatie: soms moet je diep snijden, soms moet je aan de oppervlakte blijven. Snijden doe ik het liefst met mesje 10, 15 en/of 20, maar uiteraard kan elk ander mesje gebruikt worden, mits men het goed hanteert en geen wondjes maakt (zie afbeelding 3.13).

Voor de foto is de penhoudergreep gebruikt, maar hier kan ook heel goed met de bovenhandse greep gesneden worden.

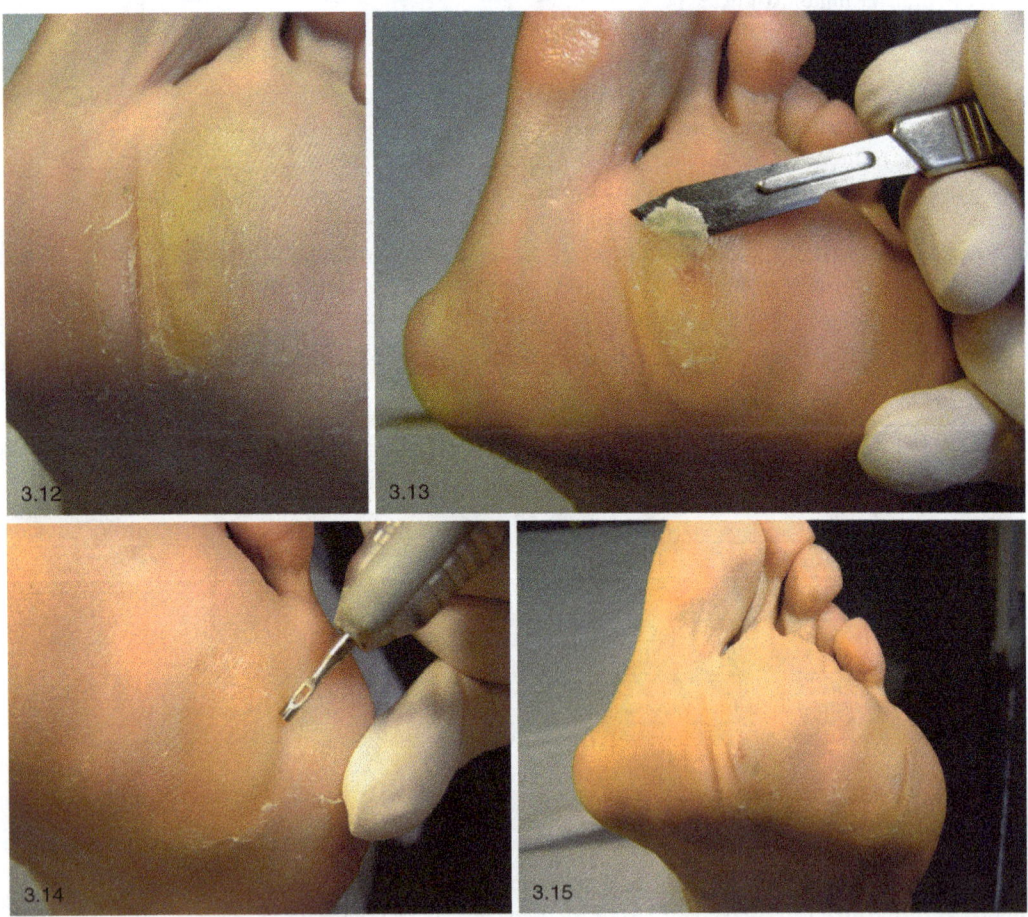

Afbeelding 3.12, 3.13, 3.14 en 3.15

Als de bovenste eeltlagen verwijderd zijn, wordt begonnen met het likdoorngedeelte. De langgerekte lagen worden met een trepaanfrees in de diepte uitgefreesd (zie afbeelding 3.14). De trepaanfrees is erg scherp, maar in een hoek van 45 graden heel goed te gebruiken voor dit werk. Het is belangrijk dat zowel eelt als likdoorns zo diep mogelijk worden verwijderd, omdat mevrouw anders na twee weken alweer drukpijn ervaart (zie afbeelding 3.15).

Als het eelt en de likdoorns zo ver als mogelijk verwijderd zijn, leg ik alles drukvrij met Fleecyweb. Dit zachte, dunne en elastische viltmateriaal is huidvriendelijk en kan in laagjes worden opgebouwd, indien wenselijk. Zoals gezegd is bij mevrouw al heel veel geprobeerd, en zij wil niets anders meer dan Fleecyweb onder haar voeten.

Het drukvrij leggen gebeurt normaal gesproken ruim om de pijnlijke plek heen, maar tijdens het lopen ging het verband al snel schuiven en zat dan na een week al niet meer beschermend om de pijnlijke plek heen. Daarom vroeg mevrouw mij om het materiaal net tegen de rand van de pijnlijke plek aan te plakken. Dat hebben we geprobeerd en het blijkt voor mevrouw dé oplossing te zijn. Eerst wordt de grote locatie drukvrij gelegd. Vervolgens de laterale locatie en dan wordt er een horizontale strook net onder de kopjes geplakt (zie afbeelding 3.16, 3.17, 3.18 en 3.19). Hierna wordt de gehele voorvoet met diverse stroken Fixomull stretch 10 cm dakpansgewijs afgeplakt. Dit gebeurt zeer ruim om het Fleecyweb heen, zodat de gehele voorvoet niet alleen drukvrij, maar ook zo veel mogelijk wrijvingsvrij ligt.

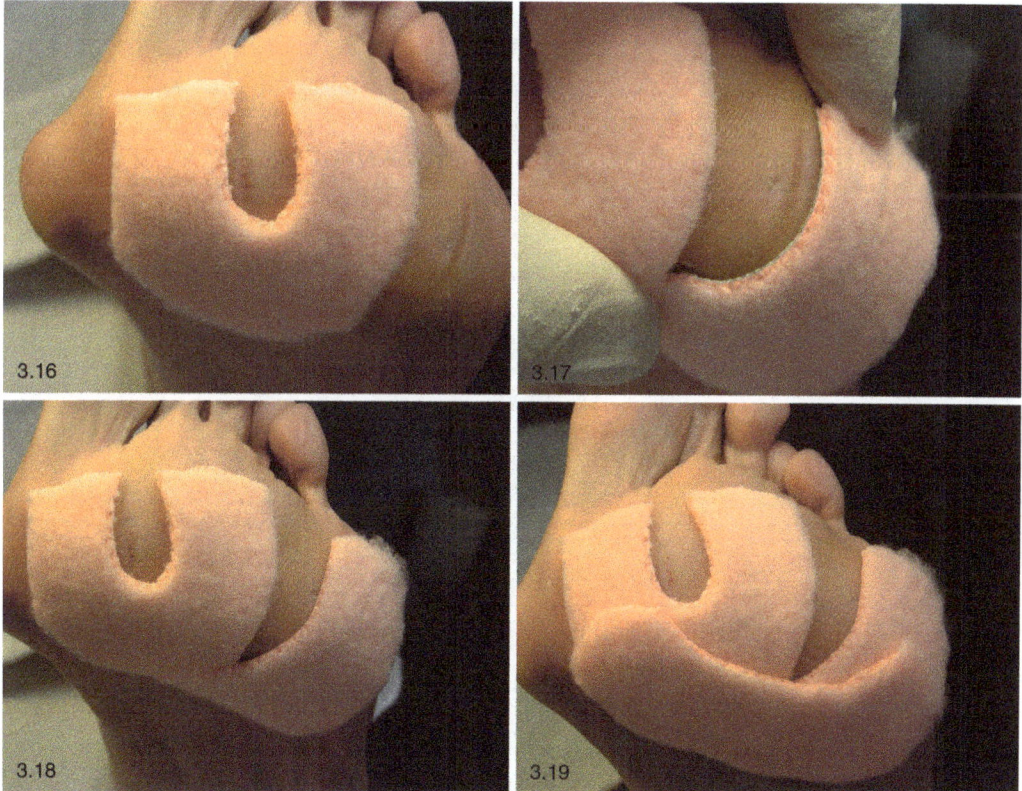

Afbeelding 3.16, 3.17, 3.18 en 3.19

Het is een 'eigenwijze' manier van plakken, min of meer bedongen door de cliënt, maar zij loopt hiermee steeds een hele maand absoluut zonder pijn.

En aangezien deze cliënt toch nog graag op confectieschoenen loopt en nu geen pijn heeft tussen de behandelingen in, is deze oplossing zowel voor haar als voor mij heel bevredigend.

4 Casus 3 'Het steekt aan alle kanten'

Anamnese

Een 65-jarige man meldt zich met diverse likdoorns. 'Het steekt aan alle kanten', zegt hij bij het binnenkomen. 'Vooral mijn kleine teen, maar de onderkant van mijn voeten kan er ook wat van.'

Hij is gepensioneerd en doet het, vanwege een longoperatie in 1993, rustig aan. Afgezien van de kortademigheid die hij heeft overgehouden na de verwijdering van driekwart long, voelt hij zich gelukkig redelijk gezond, hoewel hij toch behoorlijk wat lichamelijke klachten heeft. Momenteel gebruikt hij overigens geen medicijnen.

Hij heeft al jaren voetklachten met pijn 'in zijn hele voeten' en vooral in de linker kleine teen. Hij heeft een ernstige vorm van spataderen (varices) met circulatiestoornissen, waardoor de huid dun is en er soms wat vocht in de enkels zit. Hij heeft 'claudicatio intermittens'. Dat betekent dat hij vaatproblemen heeft in de benen, waardoor hij slechts een korte afstand kan lopen en dan even stil moet staan om te wachten tot de ergste pijn in de benen verdwenen is. Zo'n tien jaar geleden had hij veel pijn in de benen maar sinds hij veel fietst gaat dat een stuk beter. De specialist raadde hem aan om veel te lopen, desnoods door de pijn heen, maar meneer geeft er de voorkeur aan om dagelijks zo'n 20 kilometer rustig te fietsen.

Hij loopt al zeker tien jaar op orthopedische steunzolen en past daar zijn schoenen op aan. Maar de likdoorns blijven terugkomen. Hij heeft de huisarts om aangepast schoeisel gevraagd en deze verwees hem naar de orthopeed. Deze vroeg aangepast schoeisel aan via de ziektekostenverzekeraar, maar de aanvraag werd afgewezen. 'Meneer moet maar terugkomen als er echt iets aan de hand is', werd er gezegd. Hij heeft zich er, ondanks mijn aandringen om in beroep te gaan, bij neergelegd.

Na de behandeling loopt hij twee tot drie maanden zonder pijn. Het beste is om zijn voeten elke zes weken te behandelen, zodat we de klachten voor kunnen zijn, maar daar voelt meneer niet voor. Hij maakt het liefst een afspraak als hij weer pijn heeft. Ik heb hem wel op het hart gedrukt om meteen bij de geringste pijn een afspraak te maken, omdat er meestal een wachttijd is van twee weken.

Beoordeling, inspectie

Meteen valt de slechte conditie van de bloedvaten op. Veel opgezette spataderen, blauwe verkleuring in de huid en in bloedvaten, knobbeltjes in de bloedvaten en overal pigmentvlekken, zowel aan de dorsale zijde van de voet als in de onderbenen. Hij komt in principe in aanmerking voor steunkousen, maar dat vindt hij voorlopig te lastig. 'Zolang als het zo gaat, is het mij best', aldus de man. Hij heeft amper vochtophoping in de enkels. De enkel lateraal links is iets dikker dan die rechts.

Aan de rechtervoet zit een likdoorn onder MTP 1, enkele likdoorns onder de bal van de voet en een likdoorn onder MTP 5.

Aan de linkervoet bevindt zich de meest pijnlijke likdoorn, namelijk dorsaal/lateraal op de vijfde teen. Het is een chronische likdoorn en deze ziet er dan ook glasachtig uit met een donkere verkleuring onder het eelt. De eerste indruk is die van een neurovasculaire likdoorn. Verder aan deze voet likdoorns onder MTP 5 aan de plantaire zijde van de voet.

De nagels zijn in goede conditie.

Blauwdrukken

Er zijn statische en dynamische blauwdrukken gemaakt van beide voeten.

Rechtervoet (zie afbeelding 4.1a en 4.1b): er is een drukplek aan de hiel. Dit kan duiden op een exostose (botwoekering) onder het hielbeen, zoals dat bij een hielspoor het geval is. Meneer heeft overigens geen last van de hiel. Mijn advies is dat hij de volgende keer bij de orthopedisch schoenmaker vraagt wat deze drukplek inhoudt en of er bij het maken van de zolen rekening mee is gehouden.

Afbeelding 4.1a en 4.1b

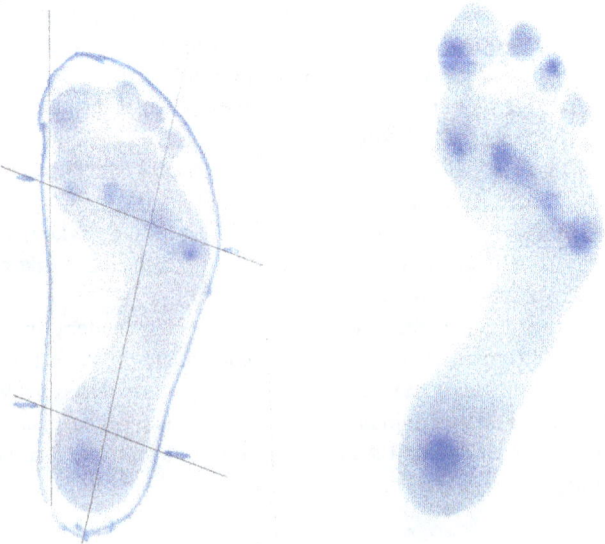

De lengtebogen raken de grond over de helft van de totale breedte, waardoor er van een pes planus (platvoet) gesproken kan worden.

Bij vergelijking van de transversale lijnen door enkel en voorvoet blijken deze lijnen parallel te lopen. Dit duidt op een rechte voet, maar als er een lijn verticaal door de hielpartij wordt getrokken, blijkt dat de hiel in varusstand staat (naar lateraal), want de lijn loopt door de vierde teen.

Tijdens het lopen liggen de drukplekken duidelijk midden onder de hiel, onder alle MTP-gewrichten, maar vooral onder MTP 2 en 5, aan de plantaire zijde van de grote teen en in de tweede en de derde teen. De hallux (grote teen) vertoont rigiditeit, hetgeen te zien is aan de dóórlopende druk van het kopje van het eerste middenvoetsbeentje naar de hallux. De tweede en de derde teen zijn hamertenen. De supinatoren werken niet voldoende, wat blijkt uit de afdruk van de lengteboog en de afdruk proximaal van de MTP-gewrichten 1 en 2. De distale zijde van de voorvoet blijft als het ware 'hangen', zoals dat gebruikelijk is bij een spreidvoet.

Conclusie: druk onder de hiel; pes planus (platvoet); pes transversus (spreidvoet) met hamertenen en (enige) verstijving in het grote teengewricht.

Linkervoet (zie afbeelding 4.1c en 4.1d): bij vergelijking van de transversale lijnen staat deze voet in een lichte valgusstand. Dat is de reden waarom de vierde en de vijfde teen de grond niet raken tijdens het staan.

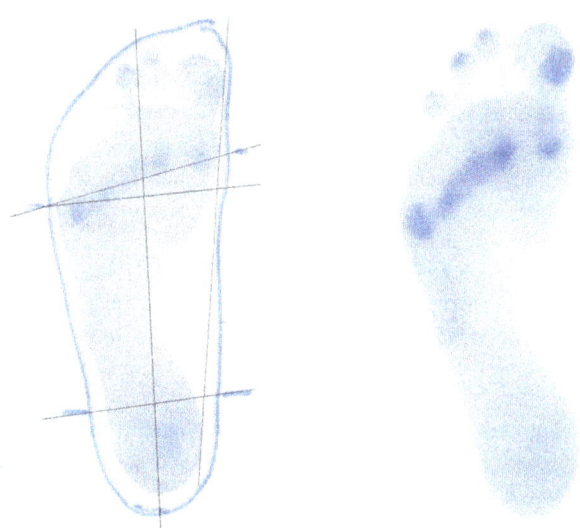

Afbeelding 4.1c en 4.1d

Tijdens het lopen geldt dit alleen voor de vijfde teen. Ook bij deze voet een spreidvoet met forse drukplekken, hamertenen tweede en derde teen, en een rigiditeit in de hallux.

Het hielbeen staat in een rechte stand, want de lijn die vanuit het midden van de hiel getrokken wordt loopt door de tweede en derde teen.

Aangezien de linkervoet in valgusstand staat en er een verstijving in het MTP-I-gewricht zit, zal meneer de laterale zijde van de voet extra belasten tijdens het lopen. Dit kan een verklaring zijn voor de hardnekkige likdoorn dorsaal/lateraal aan de vijfde teen links. Conclusie: pes planovalgus (platknikvoet); pes transversus (spreidvoet) met hamertenen en (enige) verstijving in het grote teengewricht.

Bij nameten valt op dat de rechtervoet 5 mm breder en 5 mm langer is dan de linkervoet.

We hebben te maken met een pes valgus links, waarbij het hielbeen recht staat, en rechts met een rechte voet waarbij het hielbeen in varusstand staat.

Enige frictie in de schoenen is dus niet verwonderlijk.

Schoenen en zolen

Meneer is ongeveer tien jaar geleden door de huisarts naar de orthopedisch schoenmaker gestuurd. Hij heeft sindsdien steunzolen, waar hij in eerste instantie niet goed op kon lopen. De supinatiewig (de verhoging aan de mediale zijde) was zo hoog dat hij met zijn voeten aan de laterale zijde langs de zolen ging lopen. De laterale voetranden kregen daardoor veel wrijving van de zijkant van de schoenen en hij had veel eelt en likdoorns aan de laterale zijde van zijn voeten. De zolen zijn daarna aangepast en de te hoge mediale steun werd lager gemaakt. De randen van de zolen werden ook aan de laterale zijde iets verhoogd, waardoor de klachten aan de laterale voetranden verdwenen. Inmiddels heeft meneer al zijn vijfde paar zolen en hij loopt er nu prettig op. Wat helaas niet verdwijnt, is de pijnlijke likdoorn op de vijfde teen links.

De confectieschoenen heeft hij ook bij de orthopedisch schoenmaker gekocht. Gezien de ernstige pijnklachten aan de vijfde teen links, heb ik hem geadviseerd om de schoen op die plek enigszins op te laten rekken. Hij heeft dit tot twee keer toe laten doen, maar desondanks komt de likdoorn steeds terug.

Als we de blauwdrukken bekijken, is dat niet zo vreemd. Voor de linkervoet zou meneer een recht schoentype moeten hebben en voor de rechtervoet een gezwaaide leest. Dat is ook te zien aan de plooivorming in het bovenleer van de schoenen. De plooi aan de rechterschoen suggereert enige verstijving van het groteteengewricht, maar de plooi links doet dit niet. Ik heb ook de indruk dat de schoenen een half maatje groter mogen zijn, maar meneer zegt dat de orthopedisch schoenmaker de voet heeft opgemeten en dat dit de goede maat moet zijn (zie afbeelding 4.2, 4.3 en 4.4).

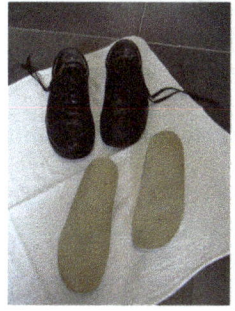 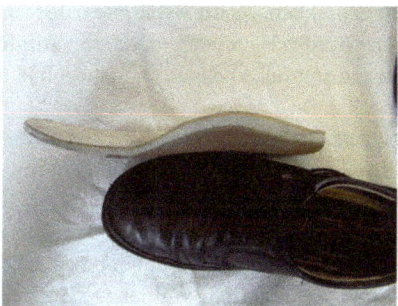 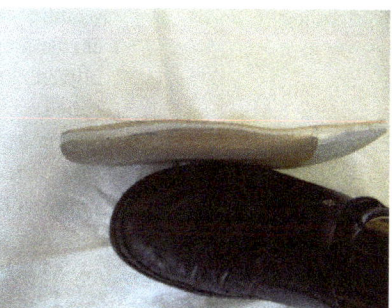

Afbeelding 4.2, 4.3 en 4.4

Er bestaat altijd discrepantie tussen de pasvorm van beide schoenen doordat de twee voeten verschillen. Dat is ook de reden waarom hij gebaat zou zijn bij maatwerkschoeisel. Hiervoor gaat hij in de toekomst wellicht nog eens terug naar de orthopeed, maar voorlopig niet.

Aangezien meneer al jaren hetzelfde merk schoenen koopt, heb ik hem geadviseerd een volgende keer in overleg met de orthopedisch schoenmaker eens op zoek te gaan naar een ander merk. Dit kan de klachten aan de linker vijfde teen hopelijk wel enigszins verhelpen.

Verloop

Deze cliënt komt al vijftien jaar bij mij in de praktijk. Toen hij de eerste keer kwam, had hij zoveel pijnklachten aan zijn vijfde teen links dat hij bijna niet meer kon lopen. Hij had tevens een likdoorn onder MTP 5 aan de rechtervoet. Voor beide gebruikte hij in die tijd regelmatig een likdoornpleister met salicylzalf er in. Daarna liet er wat eelt los en was de druk weer even van de pijnlijke plek af. Toen hij de eerste keer in de praktijk kwam, had hij ook met likdoornpleisters gewerkt en was de huid vuurrood en flinterdun, vooral aan de vijfde teen. Bij navraag bleek dat hij zeker vier keer achter elkaar een likdoornpleister op de twee pijnlijke likdoorns had geplakt. De huid was door het salicylzuur behoorlijk geëtst, maar de likdoorns waren er niet uit.

Meneer deed zwaar werk in de betonindustrie en moest op zijn werk schoenen dragen met stalen zolen en stalen neuzen. Hierin kregen de voeten weinig lucht en de schoenen waren zo stug dat het lopen op deze schoenen voor hem pijnlijk was.

Het enige wat ik tijdens dat eerste consult voor hem kon doen, was met een bolkopfreesje de likdoorns voorzichtig uit de vuurrode huid frezen en vervolgens de plekken waar de likdoorns zaten, drukvrij leggen. Ik heb hem na die eerste keer een week later terug laten komen omdat ik, ook gezien de bloedvatproblematiek, de huid wilde controleren op eventuele wondjes of drukplekken. Na die week zagen de teen en het MTP-gewricht er rustig uit. De huid was niet meer rood. Het antidrukmateriaal was goed blijven zitten gedurende vijf dagen en meneer had totaal geen pijn meer gehad.

Ik heb toen geadviseerd om elke zes weken de voeten te laten verzorgen, maar meneer voelde (en voelt) er niets voor. Hij belt op het moment dat hij weer last krijgt.

In de beginjaren zag ik deze cliënt ongeveer twee keer per jaar. Hij 'sleutelde' tussendoor veel met likdoornpleisters. En het kwam ook wel voor dat hij gedurende langere tijd geen last had.

Sinds vorig jaar komt hij regelmatig. Helaas nog steeds niet op vaste tijden, maar dat is zijn eigen keuze en ik respecteer dat.

De problemen hebben zich al die jaren geconcentreerd rondom de vijfde teen links en dat is zo gebleven. De likdoorns onder de bal van de rechtervoet zijn ook erg vervelend, maar hoofdzaak is de vijfde teen links.

Behandeling

Na desinfectie worden de nagels geknipt en schoongemaakt. Het gaat hier om een standaardbehandeling, want de nagels geven geen problemen.

Vervolgens snij ik met mesje 15 het eelt zo ver mogelijk van de vijfde teen af. Het eelt zit in diepe en ondiepe putjes in de teen. Als ik het grotendeels weggesneden heb, is er een bloedvaatje zichtbaar. Ook blijft er een rand aanwezig die niet weg te snijden is, omdat het een neurovasculaire likdoorn is (zie afbeelding 4.5).

In het verleden heb ik de rand wel verder weg willen snijden maar dit ging gepaard met een kleine, maar hevige bloeding. Omdat bij meneer de laatste tijd de likdoorn met steeds kleinere tussenpozen terugkomt, vraagt hij mij om een chemische pakking. Deze behandeling heeft al vaker plaatsgevonden, maar dan in mijn praktijk en niet meer met de likdoornpleisters. Een likdoornpleister hoeft niet per definitie slecht te zijn. Soms kan daarmee een stukje druk van een pijnlijke plek afgehaald worden. Als een likdoornpleister met salicylzalf (meestal ongeveer 6%) gedurende enkele dagen op de likdoorn heeft gezeten, is er een witte, geëtste plek zichtbaar. Iemand die zo'n pleister plakt, haalt meestal na enkele dagen wel de pleister, maar niet de geëtste huid weg. Soms zal een laagje huid spontaan loslaten, maar vaak blijft het geëtste stukje huid zitten, wordt langzaam hard en geeft vervolgens weer druk op de toch al pijnlijke plek. Een likdoornpleister kan goed gebruikt worden, maar net als bij het toepassen van een chemische pakking, moet daarna de geëtste huid deskundig worden weggesneden. Dit gebeurt thuis niet.

Zie voor de chemische pakking hoofdstuk 1, behandelmethoden (methode 5).

Bij meneer wordt een chemische pakking toegepast omdat de likdoorn met steeds kortere tussenpozen terugkomt. De eerste keer dat ik gebruik wilde maken van een chemische pakking, heb ik hier eerst met een briefje toestemming voor gevraagd aan de huisarts, wegens de ernstige circulatiestoornissen die meneer heeft. Etsende producten, in dit geval salicylzuur, zijn agressieve middelen voor de huid. Bij iemand met een dunne of beschadigde huid (zoals mensen die bijvoorbeeld Prednison slikken) en bij personen bij wie de wondgenezing vertraagd kan zijn (mensen met diabetes mellitus bijvoorbeeld), is het gebruik van agressieve middelen niet toegestaan, tenzij na toestemming van een arts. De huisarts had in dit geval geen bezwaar tegen een behandeling met salicylzuur, mits de concentratie niet hoger zou zijn dan 20% en de pakking na enkele dagen verwijderd zou worden. Meneer moet daarvoor bij mij terugkomen om het geëtste eelt te laten verwijderen.

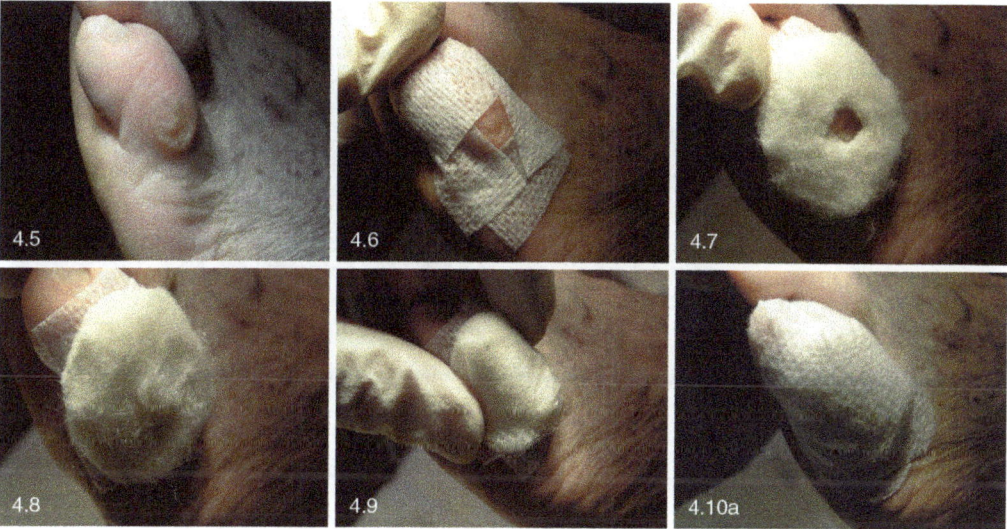

Afbeelding 4.5, 4.6, 4.7, 4.8, 4.9 en 4.10a

De pakking wordt gezet. Om de likdoorn heen wordt eerst een beschermend pleisterlaagje geplakt. Dit kan met leukoplast, maar ik gebruik zelf liever het huidvriendelijke Fixomull stretch (zie afbeelding 4.6). Mijn voorkeur gaat uit naar een viltring van 5 mm. Een viltring is stug en goed in staat de druk om de likdoorn heen te leggen, waardoor de pijnlijke plek precies in het gat van de viltring komt (zie afbeelding 4.7). Het is belangrijk dat de viltring goed om de plek heen past zodat alleen de eelt- en likdoornlocatie met het salicylzuur in aanraking komt, en niet de gezonde huid eromheen. Het is ook heel goed mogelijk om van een viltplaat een vorm op maat te knippen als de vorm van de te behandelen locatie afwijkt. Bij de teen van meneer paste een kant-en-klare viltring precies. De viltring wordt gevuld met salicylzalf, de zalf wordt afgedekt en vervolgens met Fixomull stretch afgeplakt (zie afbeelding 4.8, 4.9 en 4.10a).

In de leerboeken staat dat de chemische pakking moet worden afgeplakt met een waterafstotende (plastic) pleister. Dit is echter geen goed alternatief voor een teen. Een plastic pleister is niet flexibel en zit daardoor niet prettig om een teen heen. Ik werk altijd met Fixomull en de pakking doet zijn werk prima, zoals te zien is als de cliënt terugkomt (zie afbeelding 4.10b). Het geëtste eelt wordt met de geëtste zenuwuiteinden en bloedvaten zo ver mogelijk verwijderd met een mesje. Door de salicylzalf wordt de bovenste huidlaag waar de uiteinden van de zenuwen en bloedvaten doorheen gewoekerd zijn als het ware losgeweekt. Helemaal verwijderen lukt niet, omdat er dan wondjes ontstaan. Wanneer namelijk het bovenste geëtste laagje verwijderd is, komen de onderliggende huidstructuren met zenuwen en bloedvaatjes tevoorschijn.

Afbeelding 4.10b en 4.11

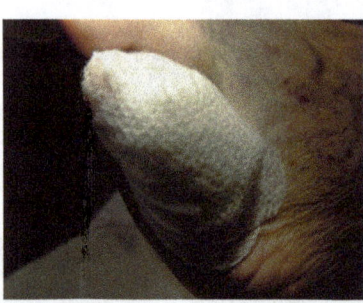 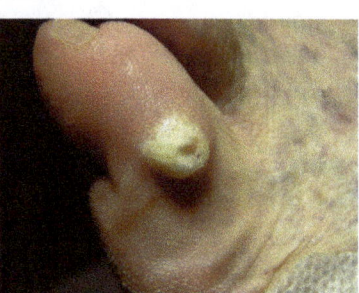

Na verwijdering van zo veel mogelijk van het geëtste eelt met het mesje, zullen de komende tien dagen de resterende deeltjes vanzelf loslaten, omdat het hier om de laatste oppervlakkige restjes gaat. Duidelijk is te zien waar de bloedvaatjes door het eelt heen hebben gewoekerd (zie afbeelding 4.11).

Na behandeling leg ik altijd met Fleecyweb in een U-vorm de plek drukvrij. In de opening wordt wat helende zalf aangebracht (bijv. honingzalf) om de huid te kalmeren en te herstellen. De plek wordt daarna afgeplakt met Fixomull stretch. Dit kan drie dagen blijven zitten. Daarna moet de behandelde plek weer voldoende bestand zijn tegen wrijving en druk van de schoen.

De likdoorns onder de bal van de rechtervoet worden verwijderd. Het bovenste laagje eelt wordt met mesje 15 weggehaald, maar er zit niet zoveel eelt. De likdoorns zitten verzonken zonder dat er veel eelt omheen zit (zie afbeelding 4.12 en 4.13 voor de rechtervoet en afbeelding 4.14 en 4.15 voor de linkervoet). De likdoorns worden hoofdzakelijk met de dubbelgetande roestvrijstalen bolkopfrezen uitgediept, beginnend met maat 16 en eindigend met maat 10. De laatste restjes in de diepte worden met een diamanten bolkopfreesje afgewerkt. Vervolgens worden de plekken in hun totaliteit afgewerkt met een diamanten peerfrees (zie afbeelding 4.16 en 4.17).

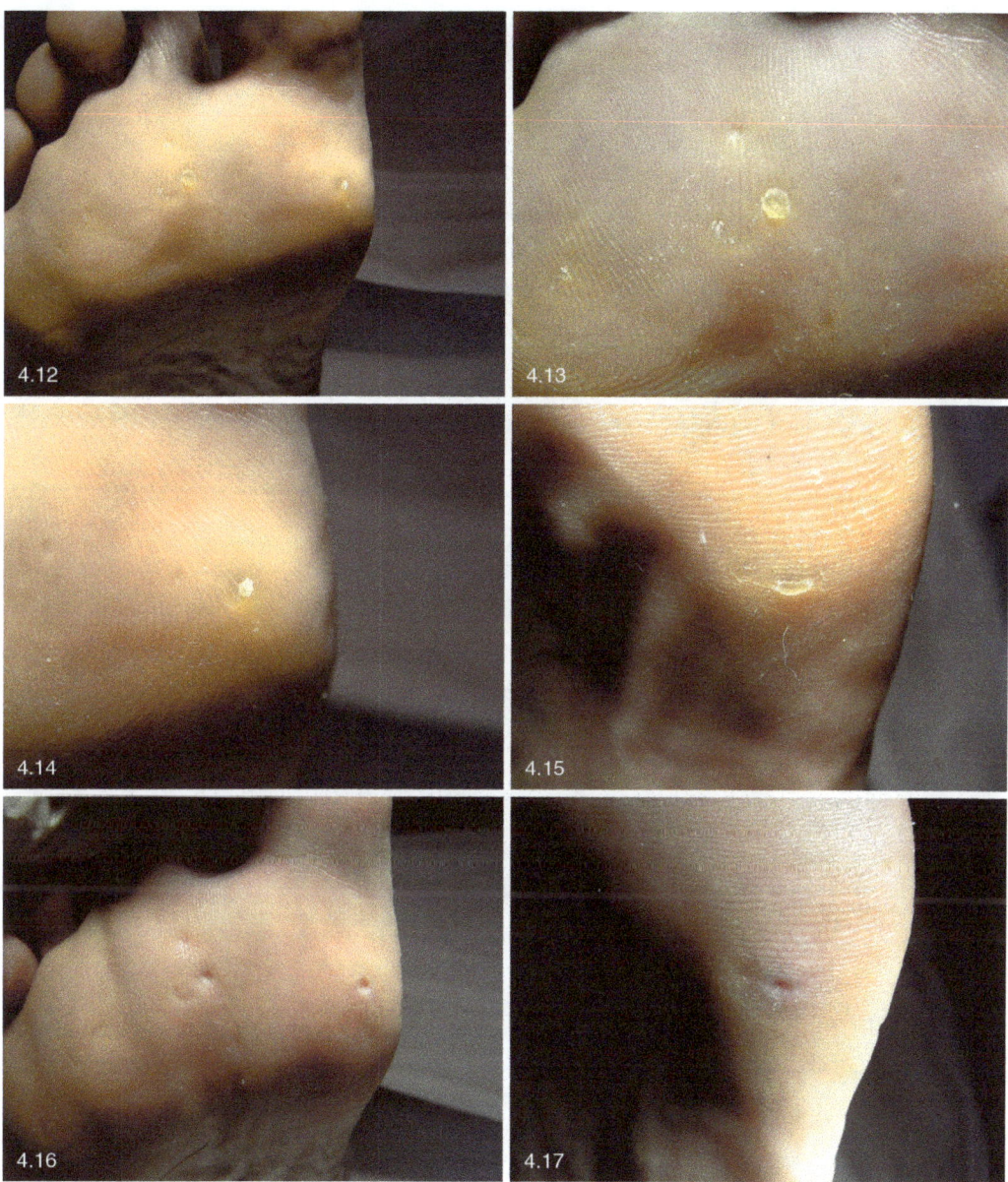

Afbeelding 4.12, 4.13, 4.14, 4.15, 4.16 en 4.17

De vijfde teen links wordt na elke behandeling preventief drukvrij gelegd. In overleg met de cliënt besluit ik om het eelt en de likdoorn zo ver mogelijk te verwijderen en een beschermend antidrukverband aan te brengen zoals hierboven ook beschreven is na de chemische pakking. In het verleden is gebleken dat de cliënt dan weer twee maanden pijnvrij door het leven kan.

5 Casus 4 'P(l)ak het maar weer lekker in'

Anamnese

Een 57-jarige vrouw heeft een eigen winkel en gebruikt haar voeten intensief. Veel staand en lopend werk op zes dagen van de week, met overdag vaak weinig tijd om even te rusten of met de benen 'omhoog' te zitten.

Mevrouw kwam voor het eerst in mijn praktijk zo'n vijf jaar geleden omdat de pedicure waar ze al jaren kwam stopte met haar praktijk. Ze had klachten aan de linkervoet; met name onder het MTP-I-gewricht gaf ze veel pijn aan. De laatste tijd was daar ook MTP 5 bij gekomen. Zelf denkt ze dat dit komt omdat ze het groteteengewricht links niet meer goed kan afwikkelen. Bovendien doet dit gewricht erg pijn op het moment dat de likdoorn er weer zit en automatisch gaat ze dan over de buitenkant van de voet afwikkelen.

Tijdens het vraaggesprek kwam naar voren dat ze twee jaar eerder geopereerd was in verband met een hernia in de rug. Mevrouw heeft nu weinig of geen rugklachten meer.

Ze was regelmatig onder medische behandeling wegens steeds recidiverende wond- of belroos (erysipelas) in haar linker onderbeen. Erysipelas is een bacteriële ontsteking in de huid en het onderhuidse bindweefsel die zich uitbreidt via de lymfebanen. De bacterie komt gemakkelijk binnen, via een week plekje tussen de tenen bijvoorbeeld, of door een minuscuul, vaak niet eens opgemerkt huiddefect. Aan de voeten gaat het daarbij vaak om eczeem of een mycose (schimmelinfectie) of een klein kloofje. Het aangedane been in dit geval wordt rood en zwelt op met vocht, het voelt warm aan en de betrokkene krijgt meestal hoge koorts die gepaard gaat met hoofdpijn en braken. Bij het uitbreken van deze infectie zal de huisarts onmiddellijk een antibioticakuur voorschrijven, omdat de kans bestaat op een diep necrotisch ulcus (met weefselversterf). Het aangedane been kan blaren met vocht vertonen.

Iemand die eenmaal erysipelas heeft doorgemaakt is daarna veel sneller vatbaar voor een recidief, omdat de bacterie in staat is de lymfebanen te beschadigen. Hierdoor zal de infectie meestal heviger optreden dan de eerste keer.

Op het moment dat mevrouw voor het eerst kwam was het een maand geleden dat ze weer een infectie had doorgemaakt, dus ze vroeg mij met klem om geen wondjes te maken tijdens het pedicuren. Het kleinste wondje kan de infectie namelijk weer laten opflakkeren.

Ik ben dan ook terughoudend met frezen en blijf zeer oppervlakkig werken, want ook het wegslijpen van een huidlaag veroorzaakt in zekere zin een huiddefect. Het is dan weliswaar geen wond, maar het kan toch een porte d'entrée (plaats van binnenkomst) zijn voor micro-organismen.

Voor het overige is mevrouw gezond. Zij gebruikt geen medicatie, behalve wanneer de infectie weer op komt zetten.

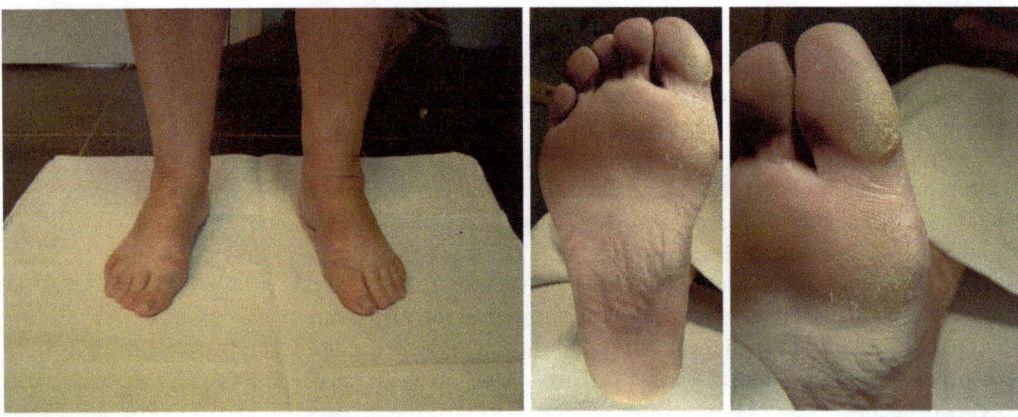

Afbeelding 5.1, 5.2 en 5.3

Beoordeling/inspectie

Bij inspectie van de voeten in stand valt meteen op dat de linker enkel en voet wat dikker zijn dan de rechter. De linkervoet vertoont een hogere mediale voetboog dan de rechter (zie afbeelding 5.1). De benen vertonen wat spataderen en de huid rondom de enkels is geplooid doordat er vocht in de enkels zit.

Aan de rechtervoet bestaat eeltvorming onder de basis van de hallux en in zeer geringe mate onder MTP 1, maar de voet geeft geen klachten (zie afbeelding 5.2 en 5.3).

De linkervoet vertoont plantair eelt aan de basis van de hallux, eelt met een likdoorn onder MTP 1, eelt aan de laterale zijde van de vijfde teen en eelt onder MTP 5 zowel plantair als lateraal (zie afbeelding 5.4, 5.5 en 5.6).

In de detailopname van de eeltplek onder MTP 1 is te zien dat het hier gedeeltelijk om mechanische stress (wrijving) gaat, vanwege het 'streperige' effect van het eelt (zie afbeelding 5.7). Midden in de eeltplek zien we een compacte drukplek met daarin een bloedvaatje.

Gezien het klachtenpatroon van deze likdoorn en de inspectie kan geconcludeerd worden dat het om een neurovasculaire likdoorn gaat.

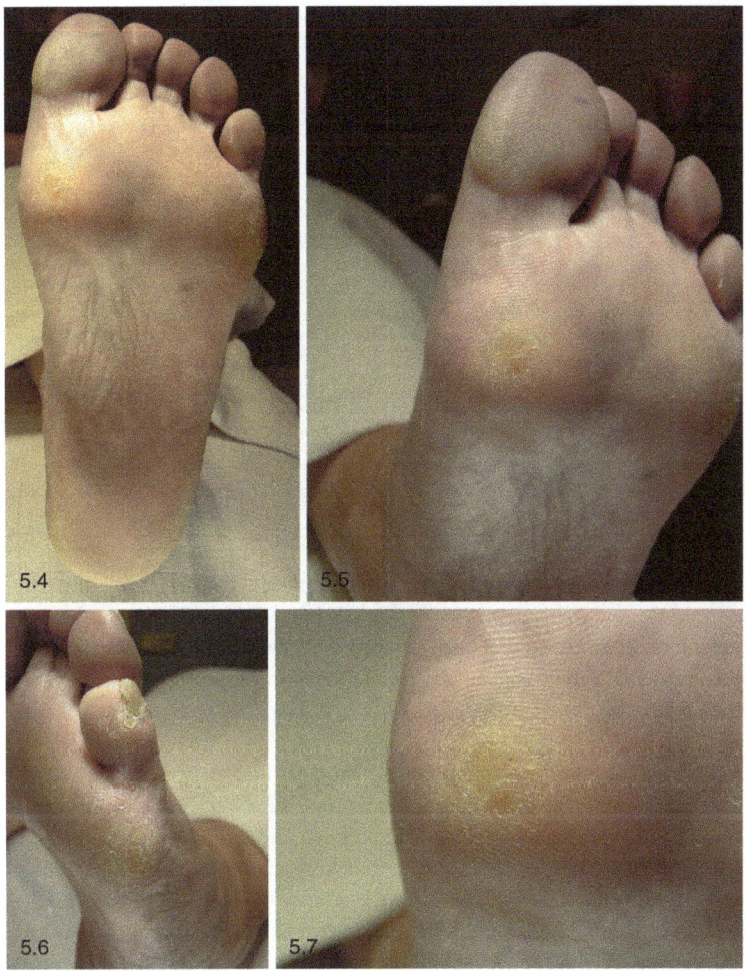

Afbeelding 5.4, 5.5, 5.6 en 5.7

Blauwdrukken

Er zijn statische en dynamische blauwdrukken gemaakt van de voeten.

Rechtervoet (zie afbeelding 5.7a en 5.7b): een rechte, holle voet met een lichte hallux valgus. Onder MTP 1 zit een drukplek en het vetweefsel onder de voorvoet is naar voren verschoven. Dit is te zien aan het feit dat er geen blanco overgang tussen voorvoet en tenen is. De voorvoet zal veel druk te verduren krijgen. Het hielbeen staat in varusstand. De dynamische blauwdruk laat duidelijk rigiditeit in het groteteengewricht zien en dat de tenen klauwen tijdens het lopen. Het MTP 5 vertoont ook wat overdruk tijdens het lopen.

Afbeelding 5.7a en 5.7b

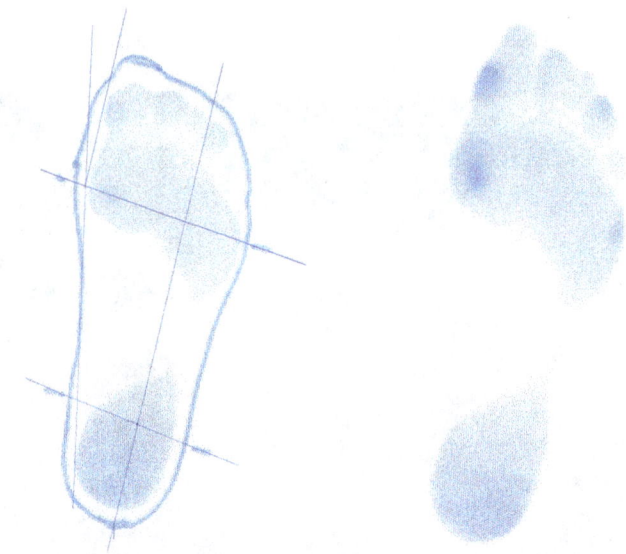

Conclusie: voorvoetproblematiek met hamertenen en (enige) rigiditeit en valgusstand in het groteteengewricht. Holle voetstand, want het laterale geleng raakt de grond niet (zie verderop: NB). De voet steunt praktisch alleen op de bal van de voet en op de hiel. De rechtervoet is 0,5 cm korter en 0,3 cm smaller dan de linkervoet.

Linkervoet (zie afbeelding 5.7c en 5.7d): aan de linkervoet is een lichte valgusstand waar te nemen. Hierdoor raakt de vijfde teen waarschijnlijk net niet de grond. Er bevinden zich drukplekken onder MTP 1 en MTP 5. Hier kan gesproken worden van een spreidvoet met hamertenen en rigiditeit van het groteteengewricht. De hallux staat niet in valgusstand zoals bij de rechtervoet. Het hielbeen staat redelijk recht; neigt iets naar binnen, maar minder dan rechts. De voet zal bij het neerkomen in varusstand gaan, maar tijdens het lopen ondervindt de voet een kanteling naar mediaal. Dit veroorzaakt frictie in de midden- en voorvoet.

Tijdens het lopen zijn de drukplekken duidelijk waarneembaar, zowel onder MTP 1 en 5 als aan de laterale zijde van de vijfde teen. Het hielbeen komt hier enigszins in valgusstand, wat correspondeert met de lichte valgusstand van de totale voet.

Conclusie:
- voorvoetproblematiek met hamertenen en (enige) rigiditeit van het groteteengewricht;
- enige valgusstand van de totale voet;
- de linkervoet is 0,5 cm groter en 0,3 cm breder dan de rechtervoet.

NB Wanneer een voet in valgusstand kantelt, is het mogelijk dat hierdoor het laterale voetgewelf van de grond omhoog komt. Op basis van de blauw-

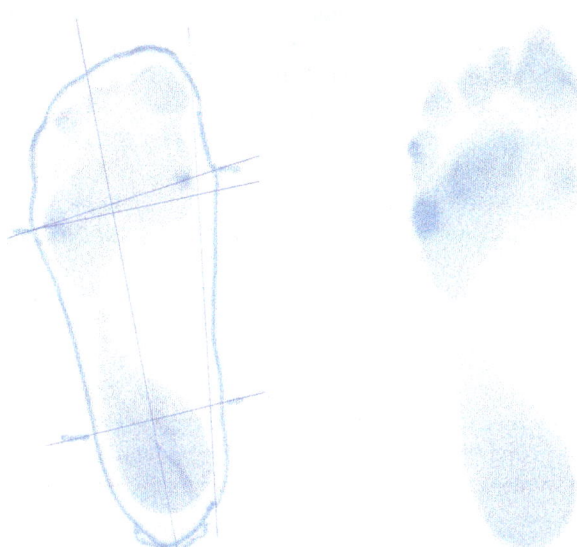

Afbeelding 5.7c en 5.7d

druk zou dit ten onrechte als 'holvoet' betiteld kunnen worden. Daarom is het belangrijk om te bepalen of de voetstand recht is of naar binnen neigt. Is de voetstand recht en zien we geen afdruk van het laterale gewelf, dan spreken we van een hol(le)voet.

Schoenen en zolen

Mevrouw draagt al jaren steunzolen, die gemaakt worden door de podotherapeut. Ze heeft net nieuwe zolen, en is er heel tevreden over (de halve wattenschijfjes dienen om de naam af te dekken) (zie afbeelding 5.8).
Bij het kopen van schoenen houdt mevrouw altijd rekening met de zooltjes. Zij draagt comfortabele, wijde schoenen, altijd met een verstelbare wreefsluiting, omdat de linkervoet dikker is dan de rechter. Mevrouw loopt tegenwoordig nooit meer op schoenen waar de zolen niet in liggen. Overdag is ze aan het werk en als ze 's avonds televisie kijkt of zit te lezen, draagt ze een paar slippers met een voetbed erin.

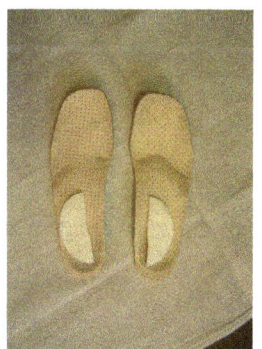

Afbeelding 5.8

Verloop

Toen mevrouw de eerste keer in mijn praktijk kwam, was ze al enkele maanden niet meer bij een pedicure geweest. Haar pedicure was gestopt en ze had daarna twee andere pedicures geconsulteerd, maar geen van beiden boekte bij mevrouw het gewenste resultaat.
Gezien haar recidiverende erysipelas is het noodzakelijk om zeer hygiënisch en voorzichtig te werk te gaan. Het gezegde luidt: 'zachte heelmees-

ters maken stinkende wonden'. Gelukkig was dit niet letterlijk het geval, maar na behandeling door de twee voor mij geraadpleegde pedicures bleef mevrouw klachten houden onder het MTP-I-gewricht. De likdoorn was niet (voldoende) weggehaald uit angst voor een wondje.

Omdat er duidelijk een bloedvaatje en ook zenuwweefsel door het eelt heen woekerde, heb ik in overleg met mevrouw de eerste keer zo veel mogelijk eelt verwijderd, daarna de plek drukvrij gelegd en na een week opnieuw behandeld. Nogmaals de plek drukvrij gelegd, en daarna liep mevrouw vijf weken pijnvrij. Zij was hier zeer tevreden over en heeft haar voeten sindsdien elke vijf weken laten behandelen.

Na verloop van tijd kwamen de klachten steeds na drie weken weer terug. Ik had de indruk dat de zooltjes aan vervanging toe waren. Vaak is dat aan de buitenkant niet te zien, maar het materiaal dat gebruikt wordt in inlegzolen kan zijn schokdempende waarde verliezen. Ook kan de stand van de voeten veranderen (verslechteren). Waar mevrouw anders hoofdzakelijk eelt had onder het MTP-I-gewricht, kwam er op dat moment ook eelt op de laterale zijde van de vijfde teen en onder MTP 5. Dit was eerder niet het geval.

De zolen waren anderhalf jaar oud en mevrouw zocht contact met de podotherapeut en heeft haar klachten duidelijk gemaakt. Bij onderzoek bleek dat de zolen niet meer voldeden aan de eisen van de voet – de stand was veranderd – en mevrouw heeft nieuwe zolen laten maken. Sindsdien loopt ze weer 'op rozen'. Door de podotherapeut is destijds ook een siliconenorthese gemaakt, maar daar kon mevrouw absoluut niet op lopen.

Als mevrouw momenteel elke vijf weken haar voeten laat verzorgen, loopt ze vrijwel altijd zonder pijnklachten. Af en toe voelt zij de likdoorn al na vier weken, maar in 99% van de gevallen heeft ze zelfs na vijf weken nog geen klachten. Wel voelt ze altijd duidelijk 'dat de tijd weer daar is'.

Behandeling

De nagels geven geen problemen. Een standaardbehandeling van knippen, schoonmaken en mechanisch afwerken is bij mevrouw een routineklusje.

Het eelt onder de basis van de rechter hallux wordt met mesje 10 verwijderd. Het eelt onder de basis van de linker hallux evenzo; onder het MTP-I-gewricht is het eelt moeilijk te verwijderen. Het is hard en glasachtig. Het eelt lijkt amper de moeite waard, maar het is prettig om er een eeltweker op te laten inwerken omdat snijden anders erg lastig is. Bovendien moet ik extra alert zijn in verband met de doorgemaakte erysipelas. Als het eelt enigszins zacht geworden is, verwijder ik het met mesje 10 en later met mesje 15. In het eelt is een witte plek te zien die wat zachter is dan de rest. Deze plek duidt op de aanwezigheid van lederhuid door de hoornhuid heen. Zo'n witte plek is moeilijker weg te snijden omdat de structuur rubberachtig kan zijn. In de witte plek zijn ook enkele bloedvaatjes te zien. Als dit soort witte plekken en/of randjes weggesneden worden zal er bijna altijd een bloeding ontstaan. Maar de likdoorn rechts boven in de eeltplek is de boosdoener qua pijn en in de diepte is ook hierin een bloedvaatje zichtbaar.

Wanneer er goed passende schoenen worden gedragen, duidt een drukplek zoals in dit geval onder het MTP-I-gewricht altijd op een voet- of teenstandafwijking en is verwijzing (liefst via de huisarts) naar een podotherapeut of orthopedisch schoenmaker aangewezen.

Na het snijden wordt rechts bovenin voorzichtig met een diamanten bolkopfreesje de likdoorn zo ver mogelijk weg gefreesd. Ik gebruik met opzet diamant, omdat hieraan geen 'tandjes' zitten. Een frees met diamantkorrels snijdt niet, maar schuurt en zal bij deskundig gebruik daardoor minder snel een wondje veroorzaken (zie afbeelding 5.9).

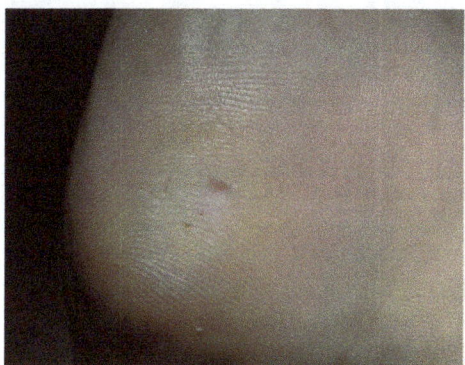 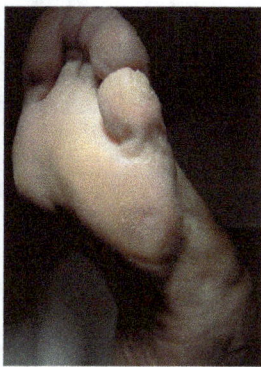

Afbeelding 5.9 en 5.10

Het eelt op de vijfde teen wordt weggehaald met mesje 15 en het eelt op het MTP-V-gewricht met mesje 10. Bij de inspectie van het MTP-V-gewricht was het niet meteen duidelijk, maar hier bevindt zich een likdoorn onder het eelt. Er zit ook hier een bloedvaatje door de likdoorn heen (zie afbeelding 5.10).

Bij het behandelen van een bloedvatlikdoorn is het goed om toch te proberen zo veel mogelijk eelt te verwijderen. Dit is precisiewerk; het is perfect uit te voeren met een klein mesje. Hoe meer van het eelt verwijderd wordt, des te langer kunnen de klachten wegblijven. Stukjes eelt die blijven zitten zijn meteen weer nieuwe drukplekken.

Het beste is het om de voeten geheel eeltvrij af te werken. Ik bescherm liever een drukplek na de behandeling met viltmateriaal dan dat ik eelt laat zitten.

Na behandeling wordt bij deze mevrouw de plek drukvrij gelegd met Fleecyweb. Precies proximaal van het MTP-I-gewricht leg ik een dubbel laagje, zodat de pijnlijke plek bij het afwikkelen een paar dagen wat beschermd wordt. Het geheel wordt afgeplakt met Fixomull stretch (zie afbeelding 5.11 en 5.12).

Mevrouw laat het vier tot vijf dagen zitten en houdt het zo droog mogelijk als ze in bad gaat. De eerste keer dat ik de plek op deze manier drukvrij legde, vond mevrouw het maar niets. 'Wat een geplak', zei ze tegen mij. Ik zei, zoals ik dan altijd doe, dat ik heel eigenwijs ben en het er tóch maar op plak. 'Vindt u het niets, dan haalt u het er morgenavond gewoon weer

Afbeelding 5.11 en 5.12

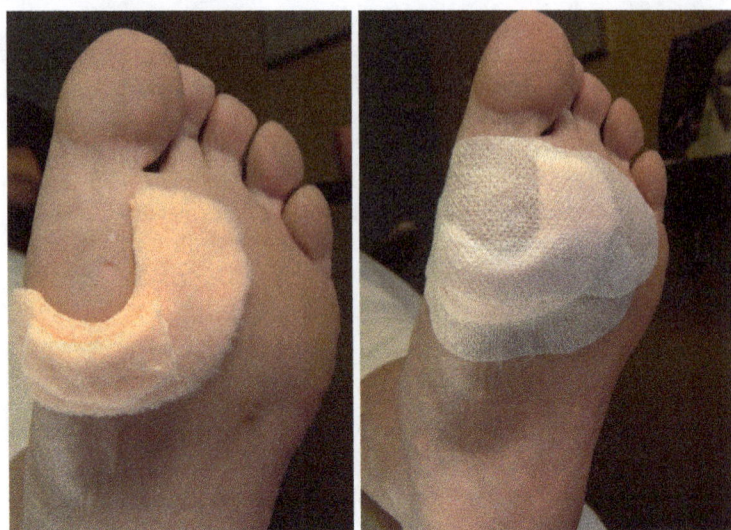

af', geef ik dan als advies. Maar 99 van de 100 cliënten vinden het zelfs na vier of vijf dagen nog zonde om het materiaal weg te halen. En bij iedere volgende behandeling zegt nu ook deze mevrouw steevast: 'P(l)ak het maar weer lekker in!'.

En dat doe ik met veel plezier. Want een tevreden cliënt is een vaste cliënt!

6 Casus 5 'Met beide voeten op de grond'

Anamnese

Het gaat hier om een 65-jarige vrouw die de hele dag bezig is in en om het huis en regelmatig op haar kleinkinderen past. Ze is een bezige bij, want 'rust roest' zegt ze altijd.

Ze kwam in de praktijk in verband met een likdoorn onder de bal van de linkervoet en een weke likdoorn tussen de vierde en vijfde teen links. Twee jaar later zaten er pijnlijke likdoorns op de dorsale/laterale zijde van de vijfde teen van beide voeten en een weke likdoorn tussen het kopje van het vierde en vijfde middenvoetsbeentje rechts. Onder 'Behandeling' wordt deze nader beschreven. Mevrouw gebruikt een antistollingsmiddel, Marcoumar (een bloedverdunner) omdat ze tien jaar geleden vier bypasses oftewel omleidingen van de kransslagaders heeft ondergaan. Ze gebruikt ook middelen om haar cholesterolpeil te verlagen. Vijftien jaar geleden heeft ze wond-/belroos (erysipelas) gehad, maar een recidief heeft gelukkig nooit plaatsgevonden.

Ze is kortademig. Als ik vraag naar de reden zegt ze dat ze vanaf de hartoperatie altijd kortademig is gebleven. Haar longen zijn al diverse keren onderzocht, maar vertonen geen afwijkingen, aldus mevrouw.

Ze heeft altijd zelf haar voeten verzorgd, maar de klachten namen de laatste jaren flink toe. Ze kon nu niet meer goed bij haar voeten en om die reden maakte ze een afspraak bij mij.

Beoordeling/inspectie

Als mevrouw haar schoenen uittrekt en op blote voeten staat, valt op dat haar voeten in een wijde ganghoek staan (zie afbeelding 6.1, de foto is gemaakt ná behandeling).

De voeten vertonen beide een afgeplat mediaal gewelf. Ook zonder blauwdrukken is te zien dat mevrouw platvoeten heeft, evenals rigiditeit in het groteteengewricht. Ze staat 'met beide voeten op de grond', zoals ze zelf zegt.

Afbeelding 6.1

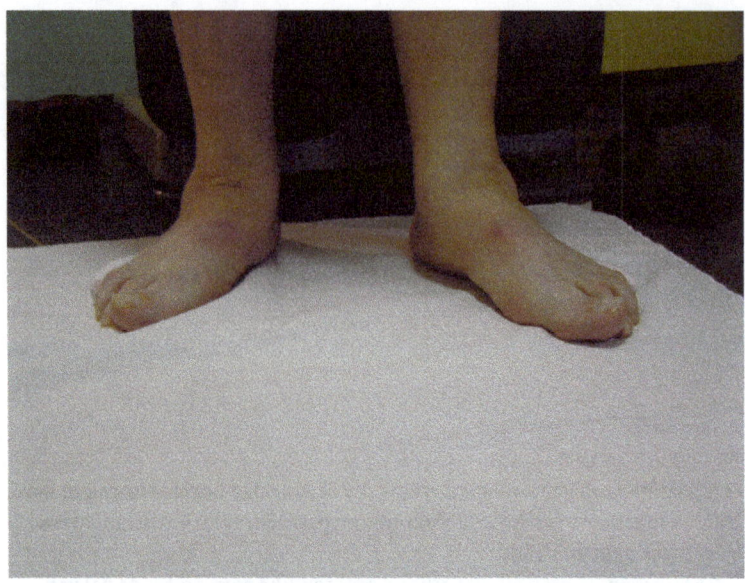

Op de vijfde teen zit aan beide voeten een likdoorn. Rechts zit een diepe likdoorn loodrecht tussen de kopjes van het vierde en vijfde middenvoetsbeentje in (zie afbeelding 6.2).

De tenen vertonen een hamerteenstand, en de rechter en de linker hallux staan enigszins in abductiestand. De toppen van de beide halluces komen met het distale kootje omhoog doordat er sprake is van rigiditeit in het MTP-I-gewricht. De nagels van de twee tenen zijn hierdoor enigszins verdikt, maar geven verder geen klachten.

Er zit eelt op de teentoppen van de tweede en derde teen rechts en onder de basis van de hallux rechts. Onder de bal van beide voeten bevindt zich wat eelt. Waar vroeger een zeer pijnlijke likdoorn onder de bal van de linkervoet zat, zit op het moment alleen nog maar eelt.

De hielen zijn glad. De klachten, waar de likdoorns en het eelt een afspiegeling van zijn, concentreren zich volledig aan de tenen van mevrouw (zie afbeelding 6.3 en 6.4).

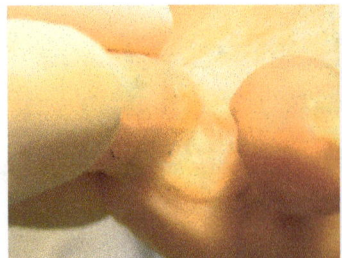 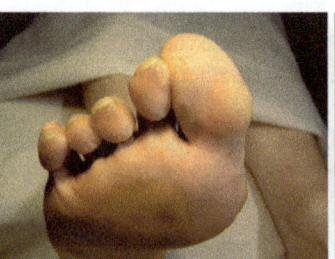 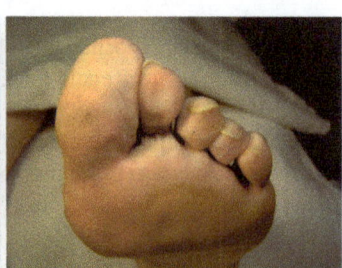

Afbeelding 6.2, 6.3 en 6.4

Blauwdrukken

Er zijn statische en dynamische blauwdrukken gemaakt.

Rechtervoet (zie afbeelding 6.4a en 6.4b): de voet is bijna volledig plat, het hielbeen staat in een valgusstand. Het gehele mediale gewelf vertoont een pronatiestand. Tijdens het lopen raken het tweede, derde, vierde en vijfde middenvoetsbeentje volledig de grond. De voorvoet staat echt niet in een spreidstand, hoewel er forse overdrukplekken zijn, met name onder de kopjes van het tweede en derde middenvoetsbeentje. Tijdens het lopen wordt de voorvoet niet breder. Het vetweefsel onder de voorvoet (capiton) is duidelijk verschoven en bevindt zich grotendeels onder de tenen.

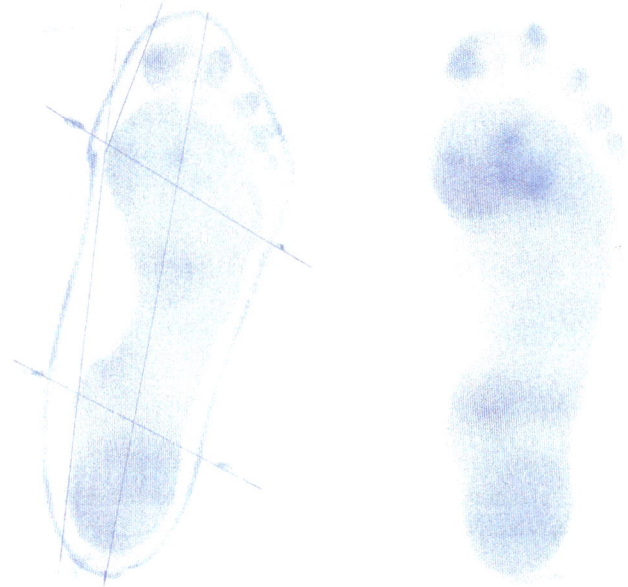

Afbeelding 6.4a en 6.4b

De tenen staan in hamerteenstand; de hallux staat wat in abductie en vertoont rigiditeit.

De hiel vertoont een valgusstand, wat blijkt uit de lijn die vanuit het hielbeen tussen de hallux en de tweede teen loopt. De valgusstand van het hielbeen is ook onmiskenbaar te zien op de dynamische blauwdruk.

Deze voet is niet als geheel in een valgusstand gekanteld, maar duidelijk in de lengte volledig door zijn boog gezakt.

Conclusie: pes planus met hamertenen en rigiditeit in het MTP-I-gewricht. Hallux valgus.

Linkervoet (zie afbeelding 6.4c en 6.4d): duidelijke druk in het hielgedeelte en valgusstand van het hielbeen. De voet kantelt in zijn geheel naar mediaal in een behoorlijke valgushoek. Praktisch de gehele lengteboog raakt de grond en de voorvoet vertoont onder de kopjes van het eerste, tweede en derde middenvoetsbeentjes drukplekken. De voorvoet wordt niet breder tijdens het lopen. Er is een hamerteenstand waar te nemen en verschuiving van het capiton, het vetweefsel onder de voorvoet. De hallux vertoont meer rigiditeit dan rechts. Bij het afwikkelen raakt het distale kootje de grond helemaal niet. Het hielbeen komt in een forse overpronatie op de grond tijdens het lopen en neemt hierin de rest van de voet mee.

Afbeelding 6.4c en 6.4d

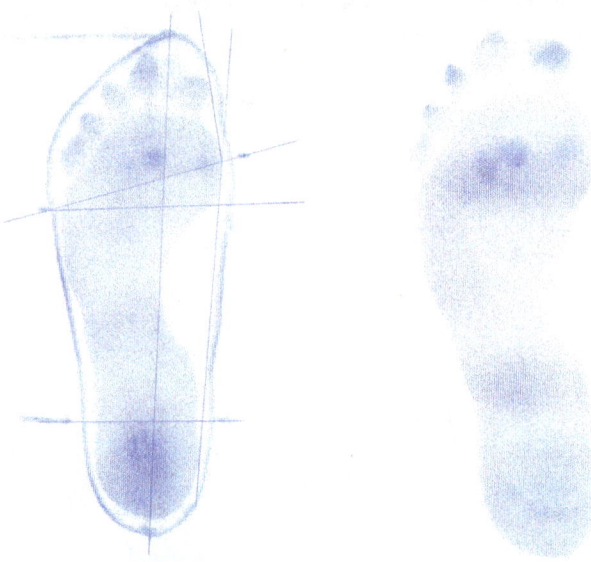

Conclusie: pes planovalgus met hamertenen en rigiditeit in het MTP-I-gewricht. Hallux valgus. De linkervoet is 0,5 mm korter en 0,2 mm smaller dan de rechtervoet.

Schoenen en zolen

Iedere keer dat mevrouw in de praktijk komt, valt mij op dat ze instapschoenen draagt met een blokhak van zo'n 4 à 5 centimeter. Het zijn vaak lakschoenen. Ze zijn te smal en de neushoogte is te laag voor de klauwende tenen. Ze missen een goede wreefsluiting.

Mevrouw loopt lateraal langs de schoenen, wat mede een factor kan zijn voor het ontstaan van de likdoorns op de vijfde teen, beiderzijds.

Als ik ernaar vraag, vertelt mevrouw dat dit haar 'goede' schoenen zijn. Ze draagt ze als ze de deur uit gaat. In huis heeft ze altijd haar veterschoenen aan met daarin op maat gemaakte steunzolen (zie afbeelding 6.5).

Haar voeten zouden mijns inziens in aanmerking komen voor orthopedisch schoeisel. Maar daar voelt zij niets voor.

Het gaan dragen van orthopedisch schoeisel is voor veel mensen een onoverkomelijk bezwaar. Dit is niet altijd terecht, want ook op maat wor-

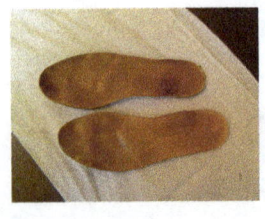

Afbeelding 6.5

den mooie schoenen gemaakt. De meesten zijn echter bang dat 'anderen' ze lelijk vinden en voelen zich niet elegant met de schoenen. Ook zijn veel mensen bang dat ze nooit meer op andere dan de orthopedische schoenen zullen kunnen lopen omdat confectieschoenen niet meer prettig zullen zitten. De meeste mensen stellen het gaan dragen van orthopedisch schoeisel telkens uit, ook al weten ze beter.

Verloop

Mevrouw kwam zes jaar geleden voor het eerst in de praktijk. In verband met de eeltklachten en de likdoorns, en de stand van de voeten in acht genomen, heb ik haar destijds naar de podotherapeut verwezen die zooltjes voor haar heeft gemaakt. De likdoorn onder de bal van de voet werd door mij verwijderd en is daarna nog twee jaar lang regelmatig pijnlijk teruggekomen. De zooltjes werden enkele malen aangepast en mevrouw kocht na enig aandringen veterschoenen, waar ze de binnenzool uit kon nemen. Daar werd haar podotherapeutische zool ingelegd. De likdoorn onder de bal van de voet kwam niet meer terug. De weke likdoorn bleef echter terugkomen en er werd besloten om een superzachte siliconenorthese te maken (zie afbeelding 6.6).

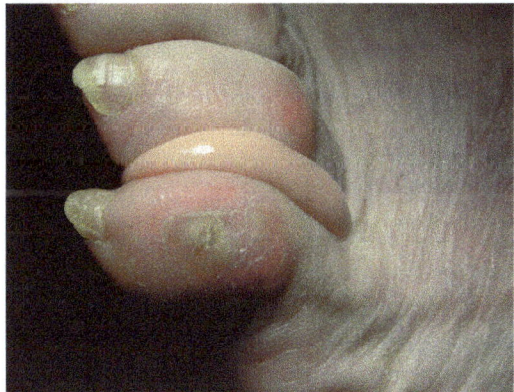
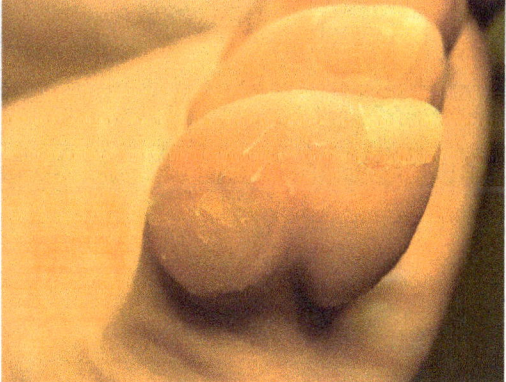

Afbeelding 6.6 en 6.7

Vanaf het moment dat mevrouw de orthese droeg, is de likdoorn weggebleven. Mevrouw heeft momenteel net een nieuwe orthese. De vorige heeft ze ruim een jaar gedragen, tot er een scheurtje in kwam. Soms ontstaat er een rood plekje als ze een nieuwe orthese krijgt. Als eenmaal duidelijk is waar de orthese drukt, wordt deze daar wat dunner geslepen.

Mevrouw heeft na de eerste periode van anderhalf jaar de praktijk gedurende twee jaar niet bezocht. Toen nam ze weer contact op voor een nieuwe afspraak. Ze had klachten tussen de vierde en vijfde teen rechts (!) en likdoorns op de vijfde teen rechts en links (zie afbeelding 6.7 en 6.8).

Navraag leerde dat ze nieuwe schoenen had gekocht, maar volgens mevrouw kon het daar niet aan liggen, want het waren leren schoenen.

Bij inspectie bleek er een zeer pijnlijke likdoorn te zitten, verticaal tussen de kopjes van het vierde en vijfde middenvoetsbeentje rechts. Er zat een dikke weke eeltlaag tussen deze twee tenen (zie afbeelding 6.9). Dit soort likdoorns ontstaat als gevolg van frictie (wrijving) tussen twee harde delen – in dit geval tussen de kopjes van twee middenvoetsbeentjes. Enerzijds kunnen de afwijkende voorvoet en de stand van de tenen de oorzaak zijn, anderzijds waren in dit geval de schoenen duidelijk mede oorzaak! De schoenen waren veel te smal en het waren instappers. De kopjes van de middenvoetsbeentjes werden tegen elkaar aan geperst. De schoenen waren zeker één maat te klein, waardoor de tenen geen ruimte hadden tijdens het lopen.

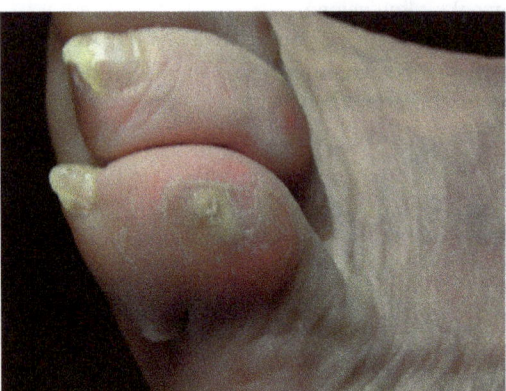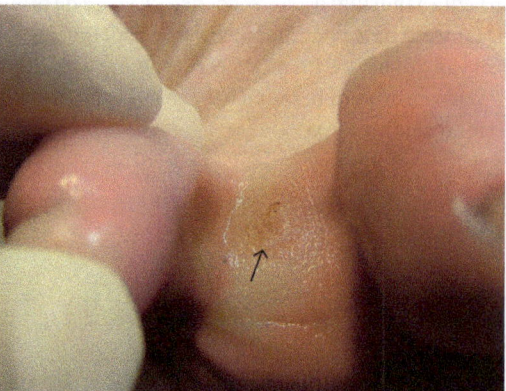

Afbeelding 6.8 en 6.9

Inmiddels is deze likdoorn niet meer teruggekomen (zie onder 'Behandeling' voor een beschrijving) maar mevrouw tobt wel elke zes weken met de pijn aan haar beide kleine tenen. Deze likdoorns blijven steeds terugkomen, hoewel mevrouw thuis veterschoenen draagt in wijdtemaat 'M' met daarin de steunzooltjes. Door de kanteling die de voet maakt tijdens het lopen zal er altijd wrijving blijven optreden.

De likdoorns geven na verwijdering enkele weken geen enkele pijnklacht. Als mevrouw na zes weken weer komt, heeft ze soms nog geen last. Dat was reden voor haar om geen vaste afspraak meer te maken, maar te wachten tot de likdoorns weer op kwamen zetten. Ik kan mevrouw niet dwingen om een vaste afspraak te maken maar als ze belt dat een behandeling weer nodig is, kan het voorkomen dat ze twee weken moet wachten. Als de tijd tussen de vorige behandeling en het opkomen van de pijn bijvoorbeeld zeven weken was betekende dit dat ze twee weken strompelde van de pijn. Resultaat was dat ze weer met likdoornpleisters ging werken. Ik heb mevrouw uiteindelijk ervan kunnen overtuigen dat ze elke zes weken moet komen. Nog liever elke vijf, maar financieel is dat moeilijk voor haar.

De beste optie voor haar is orthopedisch schoeisel, maar ook dat biedt geen garantie dat zij klachtenvrij zal blijven.

Behandeling

Tijdens het eerste consult, zes jaar geleden, werd het eelt aan de voorvoet verwijderd en ook de likdoorn tussen de vierde en vijfde teen links. De orthese die daarvoor regelmatig opnieuw gemaakt werd, draagt mevrouw nog steeds (zie afbeelding 6.6).

Toen mevrouw na anderhalf jaar weer kwam, waren er drie likdoorns te zien. De likdoorn verticaal tussen de kopjes van het vierde en vijfde middenvoetsbeentje rechts, hierboven genoemd, beschrijf ik het eerste.
 Een 'verticale' likdoorn verwijderen is een lastige klus. De likdoorn zit op een moeilijk te bereiken plaats. Hij is aan te pakken met mesje 15, mesje 11, diverse roestvrijstalen of diamanten bolkopfreesjes en vooral de trepaanfrees. Als ik met het mesje in de diepte moet gaan werken, ontstaat er zo goed als gegarandeerd een wondje. De pijnlijke plek duw ik daarom voorzichtig met twee vingers uit de holte verticaal omhoog, waarna ik met een mesje een kapje van de likdoorn af kan snijden. Er zitten wat kleine bloedvaatjes door de likdoorn heen (zie afbeelding 6.9). De rest van de likdoorn schep ik met de trepaanfrees uit en steeds verder in de diepte gebruik ik diverse bolkopfreesjes, waarbij ik begin met roestvrijstalen bolkopjes nr. 18 t/m nr. 10 om het eelt verder uit te frezen. Daarna gebruik ik liever de diamanten bolkopfreesjes om de kans op een wondje zo klein mogelijk te houden. Het lukt me om de likdoorn tot in de diepte te verwijderen (zie afbeelding 6.10). Ik zag mevrouw een week later terug, en de huid had zich prima hersteld. Er waren nog wat eeltrestjes te zien die ik toen heb weggefreesd, maar verder zag de plek er rustig uit. Mevrouw heeft de bewuste schoenen niet meer gedragen en deze uitermate pijnlijke likdoorn is niet meer teruggekomen.
 De likdoorns op de dorsale/laterale vijfde teen aan beide voeten doen dat echter wel. Dit zijn tot op de dag van vandaag haar 'kwelgeesten' zoals ze het zelf noemt.
 Als de likdoorns verwijderd zijn met mesje 15 zitten er proximaal nog moeilijk te verwijderen eeltrandjes (zie afbeelding 6.11 en 6.12). Deze randjes verwijder ik ook met mesje 15 en met diverse peervormige diamanten frezen, waarbij ik begin met een vrij grove frees en eindig met een fijnkorrelige frees om de huid zo glad mogelijk te maken en de rand zo ver mogelijk te verwijderen (zie afbeelding 6.13).

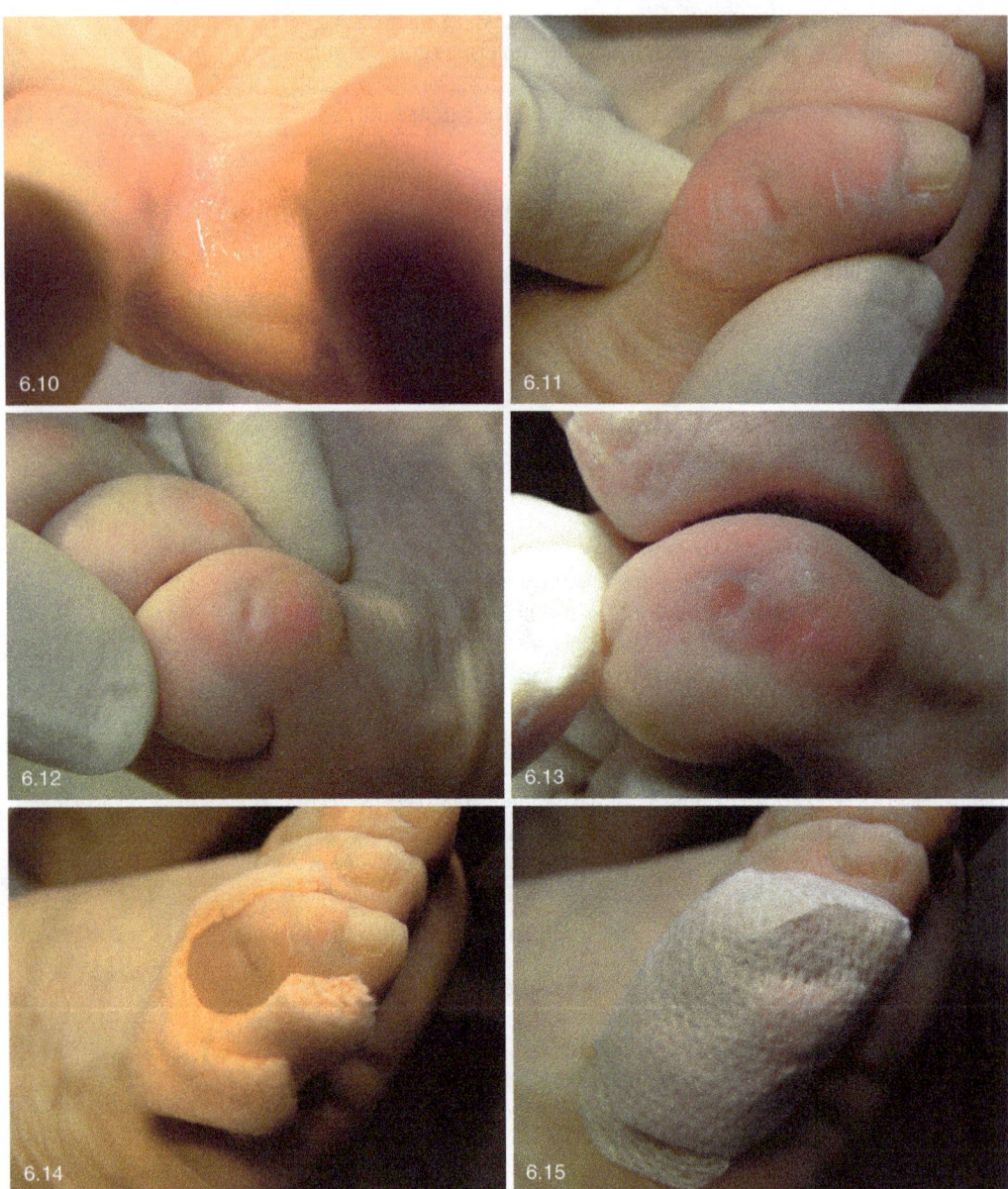

Afbeelding 6.10, 6.11, 6.12, 6.13, 6.14 en 6.15

Als afronding leg ik de plekken drukvrij. Eerst deed ik dat met dun vilt, maar dat ging schuiven in de schoen. Mevrouw belde dan drie of vier dagen later dat ze nog zo'n pijn had aan de teen. Bij inspectie bleek het vilt dan tegen het kopje van MTP 5 aan te zitten in plaats van op de vijfde teen. Ik heb daarop Fleecyweb geprobeerd met Fixomull Strech (zie afbeelding 6.14 en

6.15). Dat bevalt goed en mevrouw laat het materiaal een hele week zitten. In die week houdt ze het verband zo droog mogelijk.

Ze is erg tevreden met deze behandeling. Soms doen de tenen na vijf weken pijn, maar meestal zijn de intervallen van zes weken tussen twee behandelingen door goed. Ze kan ermee uit de voeten!

7 Casus 6 Hoge hakken, echte liefde

Anamnese

Hier betreft het een 32-jarige vrouw met een representatieve functie als gastvrouw in een congrescentrum. Ze loopt altijd op hoge hakken, ook in haar vrije tijd. Gymschoenen kan ze amper dragen, 'want mijn achillespees is te kort'. Dat vindt ze niet zo erg, want ze houdt niet van sporten, van wandelen of fietsen. De vrouw heeft geen gezondheidsproblemen. Wel pijn onder haar grote teen! Ze geeft aan van haar likdoorn af te willen en verder geen 'gedoe'.

De pijn beperkt zich tot de plantaire zijde van de linker grote teen. De rechtervoet geeft absoluut geen klachten.

Als ze maar op haar favoriete schoenen kan blijven lopen is het prima. De consequenties van het dragen van hoge hakken is een probleem van alle tijden. Sinds jaar en dag worden de meest bizarre schoenvormen gemaakt en gedragen. Hoge hakken en spitse punten zijn daar de bekendste voorbeelden van. Meer hierover onder 'Schoenen en zolen'.

Beoordeling/inspectie

De voeten zien er goed uit bij inspectie. Geen (schimmel)infecties aan huid of nagels. Gave, gladde hielen. Onder de voorvoeten is wat wrijvingseelt te

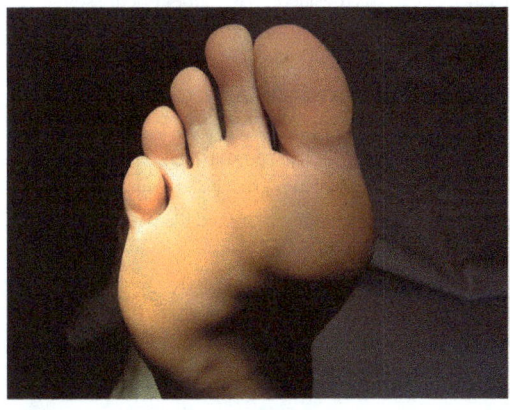 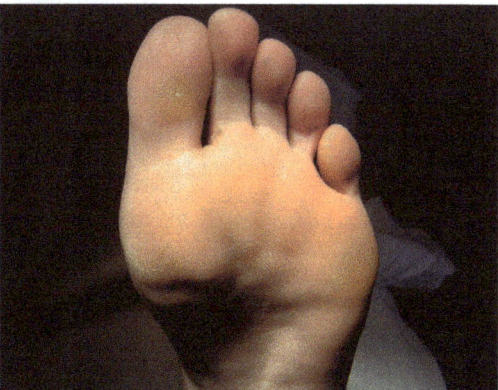

Afbeelding 7.1 en 7.2

zien (zie afbeelding 7.1 en 7.2). Dit valt echter erg mee, in aanmerking genomen dat ze altijd op hoge hakken loopt.

Onder de basis van de rechter hallux is aan de proximale rand wrijvingseelt zichtbaar en twee heel kleine eeltpitjes. Distaal aan de teentop bevindt zich een wrat met wat eelt eromheen.

Onder de basis van de linker hallux is wrijvingseelt met een likdoorn zichtbaar. Dit is de oorzaak van de pijn die mevrouw heeft (zie afbeelding 7.3 en 7.4).

Afbeelding 7.3 en 7.4

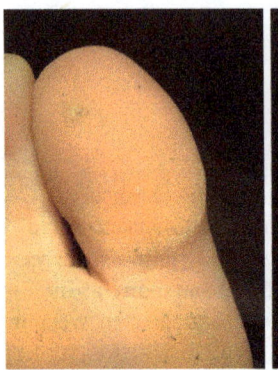
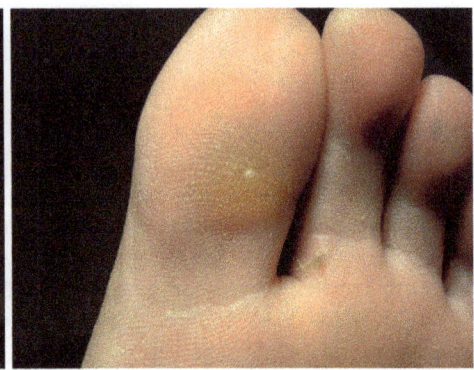

Schoenen en zolen

Zoals gezegd draagt mevrouw altijd hoge hakken. De getoonde schoenen hebben een hak van 8 cm (zie afbeelding 7.5). Een stilettohak kan wel 12 cm hoog zijn (gemeten exclusief de zooldikte).

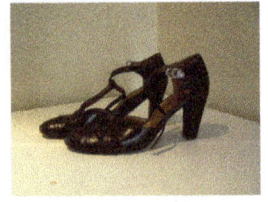

Afbeelding 7.5

Nadelen van hoge hakken

Te hoge hakken dwingen de voet in een tegennatuurlijke positie, waardoor de tenen naar voren schuiven en de knie geforceerd wordt. Dit kan artrose in de kniegewrichten veroorzaken.

Verzwikte enkels komen voor evenals rugklachten (door het hol trekken van de rug).

De voeten worden naar voren toe in het vaak spitse gedeelte van de schoen geperst, waardoor afwijkingen kunnen ontstaan zoals spreidvoeten, hallux valgus en hamertenen.

Door continu op hoge hakken te lopen worden de kuitspieren nooit opgerekt. Deze kunnen chronisch verkorten. Als er dan bijvoorbeeld een hele dag op platte schoenen of blote voeten gelopen wordt, kan een spierscheur of achillespeesscheur optreden.

Al deze nadelen worden haar uitgelegd, maar deze wegen voor mevrouw niet op tegen het 'mooi zijn' door op hoge hakken te lopen. De pijn onder de linker hallux belemmert haar op dit moment het lopen. 's Avonds is ze blij dat ze haar schoenen uit kan doen en gaat het liefst met haar voeten hoog zitten. Als ze dan 's ochtends haar schoenen weer aantrekt, moet ze zich het eerste kwartier verbijten van de pijn.

Mijn advies is uiteraard om langzaam aan wat lagere hakken te gaan dragen. Ze geeft aan wel schoenen met lagere hakken te hebben, maar het moet wel altijd een heel apart model zijn (zie afbeelding 7.6). Deze hak is 'slechts' 5½ cm hoog, maar de punt van de hak zit niet onder het hielbeen. Lopen op deze schoen kost de voet veel moeite omdat er zich onder de hiel geen steunpunt bevindt. Het steunpunt ligt vóór de hiel. De eerste fase van de afwikkeling, het neerkomen van de hiel, is dus niet mogelijk.

Aan de punten van de schoenen is te zien dat de bal van de voet de volledige belasting krijgt.

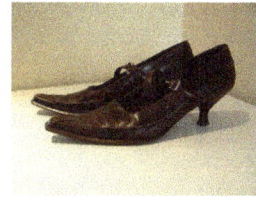

Uiteindelijk beslist iemand zelf op welke schoenen hij of zij loopt. Wat ik wel duidelijk maak is, dat de likdoorn zeker snel terug zal komen, ook al haal ik hem nog zo goed weg. Haar schoenen zijn absoluut de oorzaak. De likdoorn komt in dit geval terug door een afwijkende voetstand in combinatie met de verkeerde schoenen.

Afbeelding 7.6

Het is belangrijk dat de cliënt dat goed begrijpt.

Blauwdrukken

Er worden statische en dynamische blauwdrukken gemaakt. Als ik de blauwdrukken heb beoordeeld kan ik tijdens de volgende behandeling rustig uitleggen wat de uitslag is. In dit geval bespreek ik de gevonden afwijkingen met mevrouw om er nogmaals de nadruk op te leggen dat een en ander samen met haar schoenen uiteindelijk zal leiden tot steeds meer klachten. Of de informatie ter harte wordt genomen is de vraag, maar aan mijn taak om mensen te adviseren heb ik hiermee in ieder geval voldaan.

Rechtervoet

De totale voet vertoont een lichte valgusstand. De hiel staat recht, maar op de dynamische blauwdruk is te zien dat het hielbeen tijdens het lopen wat proneert (zie afbeelding 7.6a en 7.6b).

Het vetweefsel onder de voorvoet is naar voren onder de tenen geschoven, die daardoor een hamerteenstand aannemen. Vooral de tweede en de derde teen komen met de toppen op de grond tijdens het lopen. Gezien het feit dat de afdrukken onder MTP 1 en het basiskootje van de grote teen in elkaar overlopen, kunnen we spreken van (enige) rigiditeit in het MTP-I-gewricht.

Afbeelding 7.6a en 7.6b

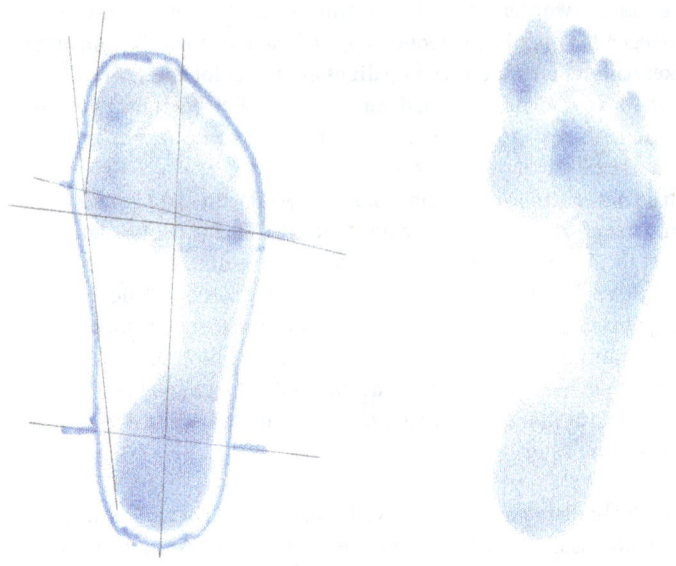

De druk ligt bij het staan onder het MTP-I- en -V-gewricht, maar tijdens het lopen zien we dat de druk zich verplaatst naar MTP 2. Dit kan een verklaring zijn voor de rigiditeit in het MTP-I-gewricht, waardoor afwikkelen over de eerste straal moeilijk is.

Er is rechts sprake van een lichte hallux valgus.

Conclusie: lichte valgusstand van de voet met een lichte hallux valgus en (enige) rigiditeit in het MTP-I-gewricht. Hamertenen en dynamische druk onder de kopjes van de vier andere middenvoetsbeentjes.

Linkervoet

Deze voet heeft een iets grotere valgushoek dan de rechter en ook de hallux vertoont een sterkere valgusstand dan de rechter hallux. Statisch zitten er drukplekken onder MTP 1 en 5 en dynamisch komt daar het kopje van het derde middenvoetsbeentje bij. De hallux vertoont een lichte drukplek in het basiskootje en er is zeker sprake van enige rigiditeit. Verder is er exact hetzelfde beeld als rechts (zie afbeelding 7.6c en 7.6d).

Conclusie: valgusstand van de linkervoet met een hallux valgus en (enige) rigiditeit in het MTP-I-gewricht. Hamertenen en dynamische druk onder de kopjes van het eerste, derde en vijfde middenvoetsbeentje.

Afwijkingen in de stand van voeten hebben diverse oorzaken. Het kan erfelijk bepaald zijn, een teveel aan gewicht op de voeten, een sterk voetbelastend beroep, dragen van slecht passend schoeisel of een extreem belastende sport bijvoorbeeld. Soms is er geen enkele van bovengenoemde oorzaken te vinden en krijgt iemand 'zomaar' standafwijkingen.

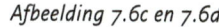

Afbeelding 7.6c en 7.6d

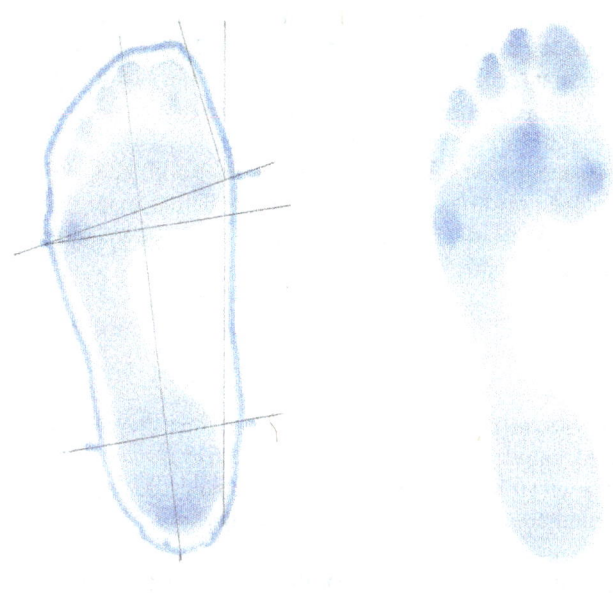

Afwijkingen zoals de pes planus of pes valgus (plat- of knikvoet) bestaan vaak al op heel jonge leeftijd. Speciale zooltjes kunnen worden gemaakt voor kinderen vanaf vier jaar; dan bestaat de kans dat er nog (enige) correctie plaatsvindt. Vaak gebeurt dit echter niet, ondanks het dragen van goede schoenen.

Mijn mening is dat het dragen van hoge hakken van invloed kan zijn op de stand van de voeten. En zeker op het klachtenpatroon van de voeten! Het dragen van verkeerde schoenen alléén hoeft niet te leiden tot voetstandafwijkingen. Het is een combinatie van factoren. Wel zal het dragen van verkeerd schoeisel bij mensen met aanleg voor 'slechte' voeten dit proces bespoedigen.

Verloop

Wat het verloop van deze casus betreft kan ik kort zijn. Deze cliënt komt op het moment dat ze last heeft. Ze loopt op haar hakken en ze heeft naar aanleiding van de uitslag van de blauwdrukken steunzooltjes gekocht op een beurs. Het zijn zooltjes met een brede, lichte verhoging direct achter de kopjes van de middenvoetsbeentjes en er zit een lichte gelengsteun in het zooltje. Ze kan de zolen niet in alle schoenen leggen. Een steunzooltje in een schoen met hoge hakken is twijfelachtig maar een steun achter de kopjes van de middenvoetsbeentjes kan geen kwaad. Bij een spreidvoet of een 'doorgezakte voorvoet' zoals het in de volksmond genoemd wordt, zullen de kopjes van de middenvoetsbeentjes extra druk op de ondergrond geven tijdens het lopen. Hierdoor kan pijn ontstaan en eventueel eelt en likdoorn(s) onder de bal van de voet. Door het dragen van hoge hakken wordt de druk op de voorvoet nog eens verdubbeld. Door een steunzooltje in een schoen met een hoge hak te leggen wordt iets van de druk opgevangen, maar de voorvoet krijgt hoge druk te verwerken omdat de voet door de hoge hakken naar voren wordt geperst.

Bij deze cliënt ontstaat steeds de genoemde vervelende likdoorn onder de basis van de hallux links. Als de likdoorn verwijderd is, loopt zij enkele weken zonder last. Daarna maakt ze weer een afspraak. De ene keer is dat na zes weken en de andere keer na negen weken.

Behandeling

De nagels hoeven niet geknipt te worden, want dat doet mevrouw altijd zelf. Eigenlijk knipt ze ze iets te kort, maar ze heeft er absoluut geen last van. Ik maak wel altijd de nagelwallen schoon en polijst de nagels met een fijne diamanten frees, zodat er nergens meer haakjes of scherpe randjes zitten.

Het eelt snijd ik weg met mesje 10. De likdoorn behandel ik eerst met mesje 15 en daarna frees ik hem uit met verschillende maten roestvrijstalen bolkopfreesjes (zie afbeelding 7.7 en 7.8).

Afbeelding 7.7 en 7.8

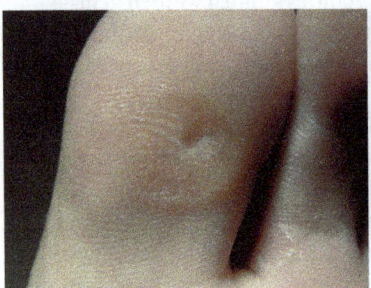 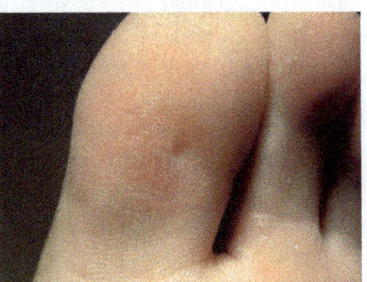

Als afwerking leg ik de likdoorn drukvrij met een strook vilt. Het vilt wordt aan de distale zijde afgeschalmd, maar aan de proximale zijde niet. De eerste keer heb ik dit wel gedaan, maar mevrouw had het zelf graag iets dikker (zie afbeelding 7.9).

De teen wordt afgeplakt met Fixomull stretch en mevrouw loopt er prima op (zie afbeelding 7.10).

Een siliconenorthese zou zeker een alternatief zijn maar mevrouw toont geen interesse (zie afbeelding 7.11).

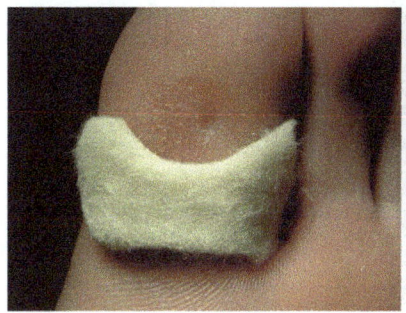 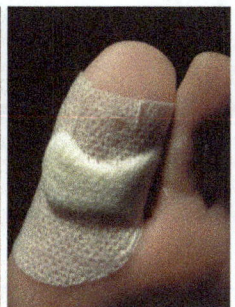 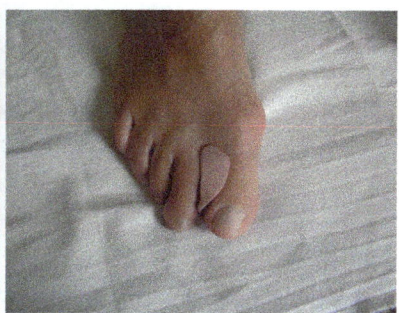

Afbeelding 7.9, 7.10 en 7.11

Afrondend: dit is een cliënt zoals elke pedicure er diverse in de praktijk heeft. De pedicure ziet van alles en meldt dit ook. De cliënt wil hier niet altijd de consequenties uit trekken. Voor beide partijen moet duidelijk zijn dat de pedicure vakinhoudelijk haar werk goed doet en dat de klachten door de cliënt zelf in stand worden gehouden, in dit geval door het dragen van verkeerde schoenen. Dan is er sprake van een eerlijke en zakelijke relatie.

Verklarende woordenlijst

In deze lijst staan, alfabetisch geordend, Latijnse en van het Latijn of Grieks afgeleide termen die in dit boek gebruikt worden met hun vertaling en/of uitleg in het Nederlands.

abductie	beweging weg van het midden af en het resultaat daarvan
anamnese	voorgeschiedenis van een ziekte
arthrosis deformans	kortweg artrose: degeneratie van gewrichtskraakbeen, eventueel met gewrichtsvervormingen
bursa	slijmbeurs
bursitis	slijmbeursontsteking
calcaneus	hielbeen
capiton	vetweefsel onder de voorvoet
capsulitis	ontsteking van het (gewrichts)kapsel
claudicatio intermittens	met onderbrekingen moeten lopen als gevolg van pijn (in de benen) door vaatvernauwing
clavus	eelt dat wigvormig, als een scherpe punt naar binnen dringt, likdoorn
clavus durus	harde likdoorn
clavus interdigitalis	likdoorn tussen de tenen, vaak zacht (mollus)
clavus mollus	zachte likdoorn
cutis	huid
dermis	huid
digitus (pedis)	teen ('vinger van de voet')
digitus infraductus	onderliggende teen
digitus supraductus	bovenliggende teen
distaal	van het centrale punt verwijderd, van het centrale punt af
dorsaal	aan/naar rugzijde
endorotatie	draaiing naar binnen

epidermis	opperhuid
erysipelas	infectie van lederhuid en onderhuids bindweefsel, wond- of belroos
exostose	botwoekering, benig uitsteeksel
frictie	wringing
fysiologisch	'natuurlijk', behorend bij het organisme (in tegenstelling tot 'pathologisch')
hallux (meervoud: halluces)	grote teen
hallux rigidus	stijve grote/eerste teen
hallux valgus	grote/eerste teen die naar lateraal wijst
hallux varus	grote/eerste teen die naar mediaal wijst
hyperaemie	overmatige vulling met bloed
hypertrofie	opzwelling, toename van omvang en gewicht
interphalangeaal	tussen de teenkootjes
lateraal	aan/naar de zijkant, opzij/buitenkant
lymfe	vloeistof (in lymfeklieren en -vaten)
metatarsalia	middenvoetsbeentjes (zelfstandig naamwoord; enkelvoud: metatarsale) (metatarsus = middenvoet)
metatarsophalangeus	metatarsophalangeaal: van/aan/bij middenvoetsbeentjes en teenkootjes (bijv. metatarsophalangeaal gewricht, afgekort tot MTP-gewricht)
mycose	schimmelinfectie
neuroclavus	zenuwlikdoorn
orthese	hulpmiddel van silicone voor correctie of drukvermindering (bijv. van stand van teen of voet)
orthopedisch	ter behandeling/correctie van afwijkingen van het bewegingsapparaat
osteofyt	botwoekering aan de rand van een gewrichtsvlak
palpatie	onderzoek door betasting

pathologisch	ziekelijk, niet normaal voor het organisme (in tegenstelling tot 'fysiologisch')
pes	voet
pes excavatus	holvoet
pes planovalgus	plat-knikvoet
pes planus	platvoet
pes transversus	spreidvoet
pes valgus	voet die naar mediaal kantelt
pes varus	voet die naar lateraal kantelt
plantair	voetzoolzijde
pronatie	draaiing van de voet zodat de laterale voetrand omhooggaat
proximaal	dicht bij (aan de kant van, in de richting van) het centrale punt
recidiveren	terugkomen/zich herhalen
subcutis	onderhuids bind- of vetweefsel
subunguale clavus	likdoorn onder de nagel
sulcus unguinalis	nagelplooi
supinatie	draaiing van de voet zodat de mediale voetrand omhooggaat
supinator	spier die naar buiten draait
ulcus	moeilijk of niet genezende wond, zweer
varices (meervoud van varix)	spataderen
vasculaire clavus	bloedvatlikdoorn (vascula: (bloed)vat)

Register

A
abducto	20
anamnese	19
antidrukmateriaal	25
antidrukverband	57

B
behandelmethoden voor likdoorns	21
beoordeling (van schoenen)	19
blauwdruk	19, 28, 40
bloedvaten, conditie van	50
bloedvatlikdoorn	15, 65
–, neurovasculair	16
bolkopfrees	23
bolkopfrees, dubbelgetand	32
botwoekering	50
bursa	18
bursitis	18

C
capiton	12, 43, 69, 70
capsulitis	42
–, orthopedisch	43, 70
chemische pakking	24, 54
chronische likdoorn	13
claudicatio intermittens	49
clavus	14, 15, 16, 17
–, durus	14
clavus durus	14
–, hard	14
–, mollus	14
clavus interdigitalis	14
–, week	14
clavus met bursitis	18
clavus mollus	14
–, interdigitalis	14
contra-indicatie	18, 25
contrefort	27
cutis	11

D
dermis	12
diabetes mellitus	25
diamant	23, 65
digitus infraductus	20
digitus supraductus	20
druk	12
dubbelgetande bolkopfrees	23, 32
dynamische blauwdruk	28

E
eczeem	59
eeltpit	13
–, chronisch	13
eksteroog	13
epidermis	11
erysipelas	59
etsing (van de huid)	25, 53
exostose	50

F
Fixomull stretch	26, 55, 56, 65
Fleecyweb	25, 44, 56, 65, 73
frees	21, 24
–, paddenstoel	21
frezen	21
frictie	19
fysiologisch	13

G
gelengsteun	81

H
hakhoogte	27, 78
halfcirkelvormige clavus	15
–, zenuw-	15
hallux (abducto) valgus	20
hallux varus	20
hoge hakken, nadelen	78

holvoet	19, 63
–, varus	19
hoornhuid	64
–, instap-	70, 72
hoornlaag	12
huid	11, 12
hyperaemie	13
hypertrofische nagel	21
–, behandelmethoden	21

I

inspectie	19
instapschoenen	70, 72

K

kissing corns	14
–, halfcirkelvormig	15
klittenbandsluiting	28
klompvoet	19
knikvoet	19
–, planus	19
kousen	21

L

lederhuid	64
leer	27
lengtetoegift	26
–, onderzoek	27
likdoorn	13, 14, 15, 16, 17, 18, 21, 73
likdoornpleister	53, 54

M

motivatie	28
mycose	21, 59

N

nagel	21
–, hypertrofisch	21
neuroclavus	15
neurovasculaire clavus	16
neurovasculaire likdoorn	16
–, subunguaal	16
neushoogte	28

O

opperhuid	11
orthese(techniek)	26
orthese, siliconen-	19, 71, 82
orthopedisch schoeisel	70
orthopedische afwijking	41
orthopedische zool	19
osteofyt	40

P

paddenstoelfreesje	21
palpatie	19
pasvormfouten	20
–, nieuw	20
pathologisch	13
penhoudergreep	46
pes	19
–, valgus	19
platvoet	19
–, excavatus	19

R

roestvrijstaal	23
–, dubbelgetand	23
ruiterteen	20
ruitvorm	41

S

salicylzuur	25, 53
schimmelinfectie	21, 59
schoenen	19, 20, 26, 27, 43, 70, 72
–, beoordeling	19
schuifmaat	26
siliconenproducten	25
slijmbeurs	18
slijmbeursontsteking	18
sokken	21
spataderen	49
standafwijking	19, 20, 39, 65, 80, 81
statische blauwdruk	28
steriel mesje	22
–, bolkop-	22
steunkousen	50
subcutis	12
subunguale clavus	16
–, in de nagelplooi	17
–, in sulcus unguinalis	17
–, onder de nagel	16
–, zaad-	18
supinatiewig	52
supinator	51

T

teenspreider	25
trepaanfrees	24

V

varices	49
vasculaire clavus	15
–, bloedvat-	15
verticale likdoorn	73
–, verticaal	73
vetersluiting	28

vilt	25, 73	wreefsluiting	28, 63, 70
viltring	55	wrijving	12, 72
voetbed	28		
voorvoetpelotje	36		

Z

		zaadlikdoorn	18
		zenuwlikdoorn	15

W

witte plek (in eelt)	64	–, vasculair	15
wondgenezing	25	zool (orthopedisch)	19
wondroos	59	zool, inleg-	28, 36, 64, 71

GPSR Compliance

The European Union's (EU) General Product Safety Regulation (GPSR) is a set of rules that requires consumer products to be safe and our obligations to ensure this.

If you have any concerns about our products, you can contact us on

ProductSafety@springernature.com

In case Publisher is established outside the EU, the EU authorized representative is:

Springer Nature Customer Service Center GmbH
Europaplatz 3
69115 Heidelberg, Germany